Praticamente todos os homens [...] e desesperança diante da sua luta contra a pandemia desenfreada de pornografia no nosso mundo. Graças a Deus, Joe Rigney nos dá uma maneira clara e ancorada no evangelho para travarmos essa batalha e deixarmos de lado o peso e o pecado que tão facilmente nos assedia.

Bob Lepine, coapresentador, *FamilyLife Today*

A pornografia é uma pandemia internacional, e satisfazer-se com ela pode levá-lo ao inferno. Vale mesmo a pena buscar um prazer tão passageiro que desafia a Deus, desperdiça sua vida, trai sua família, injeta veneno em você, destrói sua mente, cauteriza sua consciência e abastece a escravidão? Os conselhos sábios neste livro são um presente para dois tipos de pessoas: as que estão lutando e as que querem ajudar.

Andy Naselli, professor-associado de Teologia Sistemática e Novo Testamento na Bethlehem College and Seminary, em Mineápolis, e pastor na Bethlehem Baptist Church

O problema é mais profundo do que parece. Essa é a mensagem em *Mais que uma batalha*. Joe Rigney explica como nossa luta contra a luxúria e a pornografia é, na verdade, uma expressão do nosso bom desejo original por amor, sucesso, realização e felicidade – um desejo agora deturpado pela Queda. Para abordar o problema, Rigney argumenta que precisamos fazer as vontades pecaminosas passarem fome ao negarmos as tentações da carne e que precisamos alimentar o bom desejo original ao buscarmos nossa vocação terrena e nosso chamado espiritual. Tudo deve ser feito na expectativa de que Deus vai satisfazer nossos maiores desejos. *Mais que uma batalha* combina teoria com prática, fornecendo sugestões concretas para desenvolver práticas e hábitos que formarão virtudes duradouras. Este é um livro para todos os cristãos que estão lutando contra o mundo, a carne e o diabo.

Steven Wedgeworth, pastor-associado
na Faith Presbyterian Church (PCA)
em Vancouver, British Columbia

Ser confrontado pelo seu pecado é uma misericórdia severa. Não pode haver arrependimento, nem a glória virá, se não formos confrontados por causa dos nossos pecados, e mesmo assim a confrontação pode ser imensamente dolorosa. Espero que todo cristão aprisionado no lamaçal de pecados sexuais tenha um mentor para guiá-los com a esperança, a perspicácia e a graça que Rigney demonstra neste livro. *Mais que uma batalha* não é apenas um guia útil para cristãos atolados em pecados sexuais, embora certamente seja isso. Também é um estudo cuidadoso do coração humano que prepara os leitores para entenderem seus pecados com mais atenção e para combatê-los com mais inteligência. Este livro ajuda os leitores a verem que a castidade é bela. É uma aplicação admirável do evangelho para as vidas de pecadores. Este será um livro de cabeceira para pastores, para quem trabalha com ministérios de jovens e também para pessoas leigas.

Jake Meador, autor de *In Search of the Common Good* e editor-chefe da *Mere Orthodoxy*

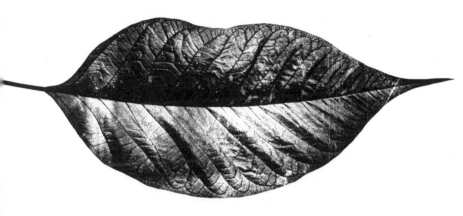

MAIS QUE
UMA BATALHA

JOE RIGNEY

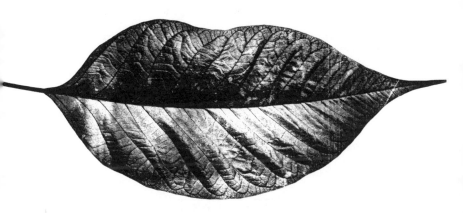

MAIS QUE UMA BATALHA

COMO OBTER VITÓRIA,
LIBERDADE E CURA
DA PORNOGRAFIA

Publicado originalmente em inglês por B&H Publishing Group como *More than a battle: how to experience victory, freedom, and healing from lust* por Joe Rigney.

Copyright © 2021 por Joe Rigney. Traduzido e publicado com permissão da B&H Publishing Group, Nashville, Tennessee.

Copyright da tradução © Pilgrim Serviços e Aplicações LTDA., 2022.

Todas as citações bíblicas foram extraídas da versão Almeida Século 21 (A21), salvo indicação em contrário.

Os pontos de vista dessa obra são de responsabilidade dos autores e colaboradores diretos, não refletindo necessariamente a posição da Pilgrim Serviços e Aplicações, da Thomas Nelson Brasil ou de suas equipes editoriais.

Tradução: *Marcos Otaviano*
Preparação: *Talita Neres*
Edição: *Guilherme Cordeiro Pires e Guilherme H. Lorenzetti*
Revisão: *Sara Faustino Moura*
Capa: *Rafael Brum*
Diagramação: *Filigrana*

Dados Internacionais de Catalogação na Publicação (CIP)

R446m Rigney, Joe
1.ed.   Mais que uma batalha: como obter vitória, liberdade e cura da
         pornografia / Joe Rigney; tradução Marcos Otaviano. – 1.ed. – Rio
         de Janeiro: Thomas Nelson Brasil; São Paulo: Pilgrim, 2022.
         208 p.; 13,5 x 20,8 cm.

         Título original: More than a battle : how to experience victory,
         freedom, and healing from lust.
         ISBN : 978-65-56893-87-7

         1. Batalha espiritual. 2. Cura pela fé – Cristianismo. 3. Libertação
         espiritual. 3. Masculinidade. 4. Pecado – Imoralidade sexual. 4.
         Pornografia – Aspectos religiosos. 5. Vida espiritual. I. Otaviano,
         Marcos. II. Título.

12-2021/18   CDD 248.4

Índice para catálogo sistemático:
1. Batalha espiritual: vida cristã : Cristianismo 248.4
Bibliotecária: Aline Graziele Benitez CRB-1/3129

Todos os direitos reservados a Pilgrim Serviços e Aplicações LTDA.
Alameda Santos, 1000, Andar 10, Sala 102-A
São Paulo – SP – CEP: 01418-100
www.thepilgrim.com.br

Aos homens da Cities Church

Sumário

Agradecimentos	11
Introdução	13
1 Andai pelo Espírito	25
2 Deixe a fera com fome	41
3 Como os humanos funcionam?	57
4 Apresentando o corpo e renovando a mente	73
5 A guerra mais longa	91
6 A guerra mais ampla	105
7 A guerra mais profunda	115
8 Fragilidade sexual	127
9 A guerra sutil	137
10 Uma palavra aos jovens: solteiros, namorados e noivos	155
11 Uma palavra aos casados: o cão de guarda e o animal enjaulado	171
12 Uma palavra aos casados: luxúria maçante e intimidade conjugal	187
13 Exortação final	199
Apêndice: fontes extras	203

Agradecimentos

Este livro nasceu de relacionamentos. Nasceu de conversas, sessões de aconselhamento, mensagens de conferência, intervenções pastorais, pequenos grupos, amizades e relacionamentos de mentoria. Quando eu estava na faculdade, Bill Biggs teve um papel fundamental ao ser um modelo de estabilidade compassiva para mim (antes mesmo de eu saber o que era isso). Eu ouvi David Powlison transmitir uma mensagem capaz de transformar vidas sobre "Faze novas todas as coisas" na conferência para pastores da *Desiring God* em 2004. Em 2013, a Igreja Batista Bethlehem sediou a conferência para homens "Prazer puro". A conferência foi ideia do meu amigo Kempton Turner, que se sentiu comovido pela devastação da pornografia entre os homens da Bethlehem. Kempton trouxe duas mensagens poderosas sobre lutar contra o prazer da luxúria através de prazer superior em Cristo. Foi-me dado o privilégio de conduzir as quatro sessões seguintes ao lado de homens com os quais queríamos aplicar estratégias cristãs na luta contra o pecado sexual. Essas quatro sessões eventualmente viraram o cerne deste livro.

Em 2016, conduzi as mesmas quatro sessões para homens na Cities Church. Incorporamos as sessões em nossas estruturas de discipulado na esperança de incentivar uma comunidade de homens que sejam capazes de ajudar uns aos outros a travar o combate da fé. Os comentários sobre essas sessões me levaram a acreditar que poderia haver espaço para um livro planejado para ajudar igrejas inteiras a abordar a luta contra a pornografia e contra pecados sexuais de maneira biblicamente fundamentada, holística e prática.

12   Mais que uma batalha

Conforme este livro tomava forma, um bom número de amigos ofereceu ideias e comentários sobre como melhorá-lo. Alguns fizeram comentários extensos e ofereceram ajuda na estruturação do próprio livro. Sou profundamente grato a Samuel James, Andy Naselli, Justin Dillehay, Clayton Hutchins, Zach Krych, Mike Schumann, Aaron Bryant, Devin Mork, Cody Sandidge, Josh Bremerman, Paul Poteat, Jeff Evans e Greg Morse por gastarem tempo lendo o projeto (de variadas formas) e por me ajudarem a melhorá-lo. Sou especialmente grato pelos comentários de Warren Watson. Sua abordagem sobre aconselhamento moldou profundamente a minha própria abordagem e sua interação com o livro me mostrou dimensões adicionais de cuidado pastoral que eu jamais teria reconhecido sozinho.

Como sempre, sou profundamente grato pelos meus colegas pastores na Cities Church: Nick Aufenkamp, David Easterwood, Josh Foster, Kevin Kleiman, David Mathis, Jonathan Parnell, Mike Polley e Michael Thiel. Servir ao lado desses homens no ministério é um dos grandes privilégios da minha vida. Eles influenciaram todos os aspectos do meu ministério e suas digitais aparecem de várias formas ao longo deste livro.

Finalmente, não tenho palavras para expressar minha gratidão à minha esposa, Jenny. Ela foi um poderoso meio de graça que o Senhor usou para me ajudar a experimentar vitória, liberdade e cura do pecado. Sua influência está em todo lugar neste livro. Pela sua paciência, graça e sabedoria, ela me ajudou a me conhecer mais profundamente. Mais importante, ela me ajudou a conhecer Deus mais profundamente. Isso fez toda diferença.

Introdução

Se você está lendo este livro, é provável que alguém que você conhece tenha um problema. Esse problema tem vários nomes: pecado sexual, pornografia, masturbação, luxúria.

Não sei o que te trouxe a este livro. Talvez você já tenha perdido a paciência consigo mesmo e esteja procurando por qualquer coisa que te ajude a superar um vício em pornografia. Talvez alguém tenha te recomendado este livro. Talvez esse alguém até tenha te dado um exemplar. Talvez você esteja num grupo de prestação de contas que vai usar este livro. Talvez você esteja liderando um grupo assim e queira estar mais preparado para ajudar homens com dificuldades dessa natureza. Talvez você seja um pastor que quer ajudar os homens da sua igreja a crescer em santidade e obter vitória sobre esse "pecado que nos assedia" (Hb 12.1).

Seja qual for a razão, se você sinceramente quer ser liberto dos grilhões da pornografia e dos pecados sexuais, ou se quer ajudar quem está preso nesses grilhões, então acredito que este livro pode ajudar. Eu tenho usado as estratégias aqui traçadas no meu ministério há quinze anos. Mais do que isso, este livro é o fruto da minha luta de uma década contra o pecado sexual nos meus anos da adolescência e da graça de Deus em me libertar disso. Deixe-me lhe contar um pouco mais sobre isso.

Minha história

Minha luta contra pecados sexuais começou quando eu tinha uns 13 anos. Isso foi nos anos noventa, antes de *smartphones* e Wi-Fi, nos dias quando a primeira exposição de um menino a pornografia geralmente acontecia quando um amigo levava a *Playboy* do pai para a escola para mostrar para todo mundo. Foi isso que aconteceu comigo.

Quando eu estava na sétima série, um amigo levou a revista, então nós e mais um grupo de meninos ficamos em pé, em círculo, no beco atrás da escola, de olhos arregalados e fascinados pelas fotos acetinadas de mulheres nuas. Comparado à maneira que a maioria das crianças encontra pornografia hoje, isso poderia ser considerado inofensivo, mas isso teve um efeito profundo na minha mente e no meu corpo, ambos cheios de hormônios.

Na oitava série, eu vi meu primeiro vídeo pornográfico quando fui dormir na casa de um amigo. Depois que os seus pais foram para a cama, um colega ligou na programação noturna da HBO e ficamos sentados no escuro, novamente com os olhos arregalados, fascinados e excitados pelo que estava acontecendo na tela. A partir de então, meu interesse cresceu e expandiu. Eu adquiri minha própria pilha de revistas. Embora não tivéssemos HBO, ainda havia bastante conteúdo sexualmente carregado na programação noturna da TV para inflamar os desejos de um garoto adolescente.

E aí a internet aconteceu.

De repente, eu tive acesso a todos os tipos de imagem, bastando um clique. Quando eu estava em casa sozinho, eu aproveitava esse acesso e aprendia a esconder meus rastros. Mais tarde, em uma viagem escolar no ensino médio, um grupo de meninos estava hospedado em um quarto de hotel e eu tive a minha primeira exposição à pornografia pesada, do tipo pela qual você tem que pagar. As imagens ficaram gravadas na minha mente, e as memórias persistiram na minha imaginação por anos.

Minha escravidão cresceu no ensino médio e foi até a faculdade, conforme eu aprendia a navegar em vários cantos da internet, procurando mais e mais vídeos e imagens para satisfazer meus desejos. Ao longo de tudo isso, a excitação e o vício uniam-se a um profundo senso de vergonha e culpa pelo que eu estava fazendo. Como cristão, eu sabia que Deus tinha me chamado para pureza e santidade, mas minha vida era marcada pelo oposto. Luxúria e pornografia me seguravam pela garganta e eu me sentia incapaz diante dos desejos furiosos que agitavam meu coração, minha mente e meu corpo.

Não me entenda mal. Eu tentei todos os tipos de método para me livrar. Grupos de prestação de contas no ensino médio, conferências e eventos especiais dedicados a buscar pureza, livros sobre como lutar contra pecados sexuais – eu tentei de tudo, repetitivamente, com medidas variáveis de sucesso temporário. Mas foi somente quando eu fiquei noivo da minha esposa que algo finalmente mudou. Ao longo de um ano, eu experimentei uma mudança em minha vida e na minha luta contra pecados sexuais. Deus interveio de maneira poderosa e a luta nunca mais foi a mesma. Não que eu esteja completamente livre de tentações e pecados sexuais – isso vai ter que esperar pela glória, mas desde então eu estou liberto da pornografia e da masturbação (mesmo que tenha havido efeitos emocionais persistentes no meu primeiro ano de casamento devido à década de escravidão).

Olhando para trás, posso ver um número de fatores que o Senhor usou para realizar essa transformação fundamental. Primeiro, o casamento aumentou o risco. Eu não poderia mais fingir que o pecado sexual afetava apenas a mim. Havia outro ser humano envolvido, uma pessoa que eu amava e com quem me importava profundamente, e que seria devastada pela minha falha contínua. Por aumentar o que estava em jogo, o casamento ofereceu uma motivação crucial para buscar santidade.

De semelhante modo, minha entrada no seminário e meu chamado para o ministério tiveram um papel central em me motivar a lutar de uma forma que eu nunca tinha lutado. Eu sabia que o uso de pornografia não apenas destruiria meu casamento, mas me desqualificaria para o ministério. Então, nesse período, o Senhor me proveu duas motivações reais e concretas para buscar pureza com um zelo renovado.

Contudo, maior motivação não era suficiente. Eu também precisava de medidas maiores de sabedoria para conhecer a mim mesmo, como eu funcionava e o que estava por trás da minha luta. O Senhor me deu isso também. O pastor que fez nosso curso de noivos foi extremamente preciso ao desenterrar camadas e profundezas do meu próprio coração e mente. Sua sabedoria e seus conselhos ajudaram a conduzir a nova motivação em uma direção frutífera. Ele me ajudou a juntar muito da sabedoria de todos aqueles livros e mensagens de conferência ao longo dos anos e a fazer o melhor uso de tudo isso. Com a ajuda dele e com a graça de Deus, eu tinha uma nova determinação para crescer em sabedoria e no conhecimento de Deus e de mim mesmo – para aprender como o evangelho me alcançava nas particularidades da minha história, tentações e hábitos. Embora não tenha sido fácil, a mudança foi real e inconfundível.

Desde então, continuei a crescer no meu entendimento acerca da luta contra o pecado sexual e contra a pornografia conforme eu ensinava, mentoreava estudantes, pastoreava e aconselhava homens da minha igreja. Ao longo dos últimos quinze anos, adicionei mais ferramentas ao meu cinto de utilidades, firmando os fundamentos bíblicos, teológicos e psicológicos debaixo das estratégias e práticas que me habilitaram a obter vitória sobre a luxúria, a me libertar do vício em pornografia e a curar as feridas dos meus fracassos sexuais —porque a batalha contra a luxúria e a pornografia nunca foi tão difícil.

Três lentes

Vivemos em uma era de acesso a pecados sexuais sem precedentes. Claro, as tentações sexuais em si são tão antigas quanto o pó da terra. Devassidão, imoralidade e tentação estão entre nós desde a Queda do homem, mas elas nem sempre foram tão fáceis de acessar.

Os cristãos do primeiro século tinham de lidar com a prostituição nos templos. Pessoas do século 19 enfrentavam bordéis, mas nem todas tinham um bordel no bolso. Nem tinham que enfrentar imagens cristalinas, editadas no Photoshop e em tamanho real de mulheres de roupa íntima toda vez que queriam comprar leite no mercado. A obsessão por sexo em nossa sociedade, acompanhadas das tecnologias que deixam a pornografia tão acessível, faz com que nunca tenha sido tão difícil fugir da imoralidade sexual e buscar santidade. O resultado é que nossas famílias, nossas igrejas e nossa sociedade estão sendo devastadas por uma epidemia de pornografia.

Mas o que devemos fazer a respeito dessa epidemia? Como devemos lidar com o desafio da pornografia e da luxúria em nossos dias? Na minha experiência, as abordagens para essa luta podem ser resumidas basicamente em três categorias. Pense nelas como três lentes para visualizar a batalha.

1. **Pecado sexual como imoralidade.** Essa abordagem acentua nossa culpabilidade e perversidade ao buscar prazeres pecaminosos, pois estamos sendo levados voluntariamente pelos nossos desejos pecaminosos. Nosso alvo na luta é renunciar aos desejos malignos, nos arrependermos das ações vergonhosas e mortificar as obras da carne. O chamado fundamental é para lutar numa guerra contra paixões pecaminosas.

2. **Pecado sexual como vício.** Essa abordagem acentua as dimensões corporais e escravizadoras da luta, já que funções bioquímicas e hormônios invadem nossos cérebros e refazem ligações neles. Nosso alvo é desmascarar as mentiras do vício sexual, buscar libertação de padrões destrutivos e quebrar os hábitos que nos escravizam. O chamado fundamental é lutar pela liberdade do domínio do pecado.

3. **Pecado sexual como fraqueza.** Essa abordagem acentua as feridas profundas que a disfunção sexual revela. Buscamos prazer sexual de curto prazo como uma forma de lidar com necessidades não saciadas, disfunção familiar, traumas e abusos. Nosso alvo nessa luta é buscar a renovação e a transformação ao recontarmos nossas histórias e

reparar os vestígios de dores e tristezas passadas. O chamado fundamental é curar as feridas da nossa fraqueza sexual.

A maioria dos livros nesse assunto pelo menos reconhece o valor de cada uma dessas lentes. Contudo, normalmente, uma lente é vista como mais fundamental e, em resultado disso, as outras duas são negligenciadas.

Com frequência, conselheiros e pastores deixam claro quais lentes eles veem como menos importantes. Por exemplo, aqueles que veem pecados sexuais pelas lentes da fraqueza, por vezes, são cautelosos em enfatizar o mal e a vergonha da imoralidade sexual, já que aumentar a culpa impede o indivíduo de buscar cura para as reais causas por trás dos seus desejos corrompidos. Por outro lado, os que veem pecados sexuais fundamentalmente como imoralidade enfatizam que os elementos viciantes colocam a culpa do pecado sobre o corpo e o cérebro e diminuem a responsabilidade por arrependimento e mortificação do pecado.

Pessoalmente, acho que devemos valorizar todas as três lentes. As três podem ser de enorme ajuda para o pecador em sua luta. A minha tendência é usar a linguagem da guerra, da violência e da luta. Em parte, porque a Bíblia usa esse tipo de linguagem com frequência (Mt 5.27-30, Rm 8.13, Cl 3.5) e, em parte, porque foi assim que eu me acostumei a resistir à tentação sexual na minha própria vida. Porém, como o título do livro sugere, estou convencido de que isso é mais do que uma batalha, mais do que uma guerra. Nesse sentido, não quero ignorar o elemento corporal e viciante, ou o papel da fraqueza, do trauma e da dor em levar a desejos e comportamentos sexualmente imorais. Já vi em primeira mão que a linguagem da guerra, da batalha e da violência tem a tendência de criar o tipo errado de pressão na luta, geralmente levando à mais vergonha e culpa. Também já vi que estratégias sábias de guerra geralmente envolvem relativizar a situação e buscar ataques indiretos (trato melhor sobre tudo isso mais adiante no livro). Mas meu ponto fundamental é que cada lente traz algo valioso para a discussão e que, quanto mais holística for nossa abordagem sobre essa luta, melhor estaremos capacitados para lutar contra o pecado em nossas próprias vidas e para ajudar outros a se libertarem das amarras do desejo sexual distorcido.

Menciono essas três lentes aqui porque o meu lema em toda essa luta é Gálatas 5.16: "Mas eu afirmo: Andai pelo Espírito e nunca satisfareis os desejos da carne." É isto que buscamos: andar pelo Espírito. E o Espírito de Deus nos instrui na nossa imoralidade, na nossa escravidão e na nossa fraqueza.

- Somos chamados para mortificarmos as práticas da carne pelo Espírito (Rm 8.13) e, portanto, nós *batalhamos* pelo Espírito.
- "... onde está o Espírito do Senhor aí há liberdade" (2Co 3.17) porque o Espírito é quem nos liberta da lei do pecado e da morte (Rm 8.2). Então, somos *libertos* pelo Espírito.
- No livro de Isaías, o Espírito é quem unge o Messias para restaurar os de coração abatido, consolar todos os tristes e dar vestes de louvor em vez de espírito angustiado (Is 61.1-4). Então, somos *curados* pelo Espírito.

Portanto, na luta contra a imoralidade sexual, o vício e a fraqueza, devemos aprender a andar pelo Espírito, que mata nossos pecados, nos liberta e cura nossas feridas.

Como usar este livro

Este livro foi planejado para dois diferentes grupos: homens que estão lutando contra o pecado sexual e a pornografia, e homens que querem ajudá-los. Muitos livros sobre a batalha contra pecados sexuais focam no primeiro grupo. Minha abordagem é um pouco diferente. Ela brotou da filosofia de ministério da nossa igreja: equipar os santos para o trabalho do ministério. Tendo em mente o desafio que a pornografia representa na nossa cultura, é crucial que homens ajudem e desafiem uns aos outros na luta, em vez de dependerem exclusivamente de pastores falando sobre o assunto. Então, na nossa igreja, temos buscado oferecer ensino e recursos para nossos homens que formarão uma cultura crescente de sabedoria e piedade, capacitando-os a ajudarem e exortarem uns aos outros nessa luta.

Portanto, escrevi este livro como se estivesse me dirigindo a um grupo de homens que estão buscando crescer em sabedoria e piedade juntos. Esse grupo é formado pelos que estão lutando agora e pelos que estão buscando ajudá-los. Às vezes, vou me dirigir aos mentores diretamente, na seção "Uma palavra aos mentores." Outras vezes, vou me dirigir aos que estão no meio da batalha. No geral, vou simplesmente me dirigir ao grupo como um todo.

A melhor maneira de usar este livro é ler os capítulos individualmente e então juntar-se a um grupo para discutir o que chamou a sua atenção. Depois disso, vocês podem desenvolver estratégias e aplicações para suas próprias situações. Além disso, escrevi esse livro principalmente para homens. Como homem, eu entendo melhor as tentações e lutas de um homem do que entendo as de uma mulher. Como resultado, a maior parte do meu ministério nessa área tem sido para homens. Mesmo assim, oro para que mulheres que lutam contra pornografia e luxúria encontrem ajuda neste livro também.

Este livro será útil para mulheres que desejam entender as lutas que seus maridos ou seus filhos enfrentam. Na verdade, há certas seções em que encorajo marido e mulher a lerem juntos e discutirem. Uma vez que a pornografia está tão difundida e pelo simples fato de que os filhos estão tendo contato com ela tão cedo, é vital que pais e mães tenham um entendimento compartilhado sobre a luta que seus filhos (e filhas) estão enfrentando para que assim eles sejam capazes de oferecer-lhes sabedoria e estratégias para resistir às tentações e para lidar com fracassos.

Seja qual for a maneira como você use este livro, fico feliz que o esteja usando. Espero que ele seja uma ferramenta útil no seu cinto de utilidades. Minha oração é que o Espírito de Deus use este livro para trazer vitória, liberdade e cura através de você para alguém que você ama.

Uma nota para pastores e líderes de igreja

Tentei planejar este livro pensando em congregações. Minha esperança é que ele possa ser parte de uma estratégia de longo prazo para discipulado de homens na sua igreja. Pense em como seria bom se, ao longo do tempo, dúzias de homens na sua igreja fossem capazes de dar conselhos e sabedoria para outros homens. Pense no impacto sobre as famílias da sua comunidade. Pense no desastre que você pode impedir na próxima geração. Por isso, quero te encorajar a ouvir o conselho de Jetro a Moisés em Êxodo 18.18: *se você tentar fazer isso sozinho, você vai se esgotar.* Em vez disso, identifique homens capazes e piedosos no seu meio e treine-os para lidar com o básico, deixando para você os casos mais graves. Ao longo do livro, eu incluí sessões chamadas "Uma palavra aos mentores", que entram em mais detalhes sobre algumas das bases teológicas por baixo das estratégias. Ao final, incluí um apêndice com recursos para estudos mais profundos. Tendo mais homens disponíveis para mentorear outros, você pode direcioná-los para esses recursos para que se capacitem mais. Santidade pessoal é um projeto comunitário e os homens devem encabeçar esse projeto.

1

Andai pelo Espírito

Boa parte deste livro será dedicada a estratégias práticas para lutar contra pecados sexuais. Contudo, é importante que nossas estratégias práticas estejam fundamentadas na Palavra de Deus. Na introdução, mencionei Gálatas 5.16 e descrevi a passagem como o lema de todo este livro. Então, aqui já de início, vamos separar um tempo para mergulhar na passagem e tentar entender o que Paulo promete:

> Mas eu afirmo: Andai pelo Espírito e nunca satisfareis os desejos da carne. Porque a carne luta contra o Espírito, e o Espírito, contra a carne. Eles se opõem um ao outro, de modo que não conseguis fazer o que quereis. Mas, se sois guiados pelo Espírito, já não estais debaixo da lei. As obras da carne são evidentes, a saber: imoralidade, impureza e indecência; idolatria e feitiçaria; inimizades, rivalidades e ciúmes; ira, ambição egoísta, discórdias, partidarismo e inveja; bebedeiras, orgias e coisas semelhantes a essas, contra as quais vos previno, como já vos preveni antes: Os que as praticam não herdarão o reino de Deus. Mas o fruto do Espírito é: amor, alegria, paz, paciência, benignidade, bondade, fidelidade, amabilidade e domínio próprio. Contra

essas coisas não existe lei. Os que são de Cristo Jesus crucificaram a carne juntamente com suas paixões e desejos. Se vivemos pelo Espírito, andemos também sob a direção do Espírito (Gl 5.16-25).

Por muitos anos, eu entendi errado essa passagem, especialmente a relação entre os versículos 16 e 17. O versículo 16 contém uma exortação ("Andai pelo Espírito") e uma promessa ("E nunca satisfareis os desejos da carne"). Na verdade, ele contém uma promessa *impressionante*. O "nunca" na promessa é intensificado no original grego; é chamado de negação enfática. Paulo essencialmente diz: "Se você andar pelo Espírito, você *absoluta e certamente não* satisfará os desejos da carne." Claro, a satisfação dos *desejos* da carne se desdobra nas *obras* da carne nos versículos 19 a 21. Essa lista começa com imoralidade, impureza e indecência e termina com orgias e coisas semelhantes a essas. A passagem, então, é claramente relevante para a luta contra pecados sexuais. Como eu disse antes, Paulo começa com uma promessa incrível.

No entanto, depois de fazer essa promessa deslumbrante, Paulo parece voltar atrás. Ele diz que os desejos carnais e os desejos espirituais estão em guerra e que a hostilidade entre eles nos impede de fazer as coisas que queremos. Por bastante tempo, eu lia isso como uma promessa maravilhosa seguida por uma dose de realismo, como se Paulo dissesse: "Ande pelo Espírito e você absolutamente não vai satisfazer os desejos carnais! (Só que, na verdade, você meio que vai satisfazer os desejos da carne, e por isso, muitas vezes ficará frustrado com suas tentativas de ser santo.)" A guerra entre a carne e o Espírito, eu pensava, impedia qualquer vitória duradoura. Então, eu já esperava viver permanentemente com desejos frustrados e hostis.

Falando de outra forma, eu lia Gálatas 5.16-17 basicamente como um resumo de Romanos 7, em que Paulo descreve o conflito interno entre a parte dele que ama e concorda com a lei de Deus e a parte dele que a rejeita e se rebela contra ela. Nessa passagem, Paulo está confuso com suas ações: ele concorda com a lei de Deus, mas depois ele faz as coisas que odeia. Seus bons desejos são frustrados pela sua incapacidade de realizá-los.[1] É isso que eu pensava que Gálatas 5 também ensinava: boas intenções frustradas pelo pecado e pelos fracassos.

Eu nunca pensei muito profundamente sobre por que Paulo se importou com a promessa impressionante de libertação no versículo 16 se nossa experiência real é de frustração constante dos nossos desejos piedosos. Mas, já que eu me sentia frustrado na minha luta contra o pecado, eu simplesmente aceitava a frustração e o fracasso como parte normal da vida cristã.

Entendendo corretamente a lógica de Paulo

No seminário, um colega questionou o meu entendimento da lógica de Paulo. Ele demonstrou que uma maneira de entender melhor a linha de pensamento de Paulo é ler os versículos 16 e 17 em ordem reversa enquanto se mantém a relação lógica intacta. Ele transformou um argumento do tipo "A porque B" em um argumento tipo "B, logo, A." Quando fazemos isso, a passagem fica assim:

---

1 Veja "Uma palavra aos mentores: e quanto a Romanos 7?" no final deste capítulo para minha interpretação dessa passagem.

17. Porque a carne luta contra o Espírito, e o Espírito, contra a carne. Eles se opõem um ao outro, de modo que não conseguis fazer o que quereis.

16. [LOGO] (essa é a conexão lógica) andai pelo Espírito e nunca satisfareis os desejos da carne.

Note a diferença: na minha leitura original, nosso destino é guerra constante e frustração; é o recuo realista depois da promessa maravilhosa. Nós começamos com altas esperanças e ambições, mas eventualmente voltamos à realidade das tentativas frustradas de ser santo. Na segunda leitura, a guerra e a frustração são o ponto inicial e a promessa maravilhosa é o destino. A exortação ("Andai pelo Espírito") é a ponte entre elas.

Em outras palavras, Paulo está, na verdade, dizendo algo como: "Como cristão, você acorda todos os dias no meio de uma guerra. Desejos carnais te puxam para um lado e desejos do Espírito te puxam para o outro. O *status quo* é um impasse frustrante. Desejos espirituais frustram desejos carnais e desejos carnais frustram desejos espirituais." Contudo, dentro dessa frustração e dessa guerra, Paulo lhe convoca e promete: "Se, no meio dessa guerra, você andar pelo Espírito, se você buscar viver pelo poder do Espírito e satisfazer os desejos dele, então você absoluta e certamente não vai satisfazer esses desejos carnais que são tão frustrantes para você agora."

Inverter a ordem para esclarecer a lógica fez toda a diferença para eu entender a passagem. A segunda leitura não somente dá uma interpretação melhor da passagem, mas também acho que ela é mais frutífera pastoralmente, em especial para abordar problemas como pecados sexuais e pornografia.

Nesses curtos versículos, Paulo nos dá uma visão de três partes da vida cristã diária. Primeiro, Gálatas 5.16-17 significa que podemos reconhecer claramente e aceitar a realidade e a dificuldade da guerra. É aí onde todos começamos. Provavelmente, essa seja a razão pela qual você está lendo este livro. Você sente a frustração da guerra. E as palavras de Paulo nos encorajam a sermos honestos sobre onde estamos. Pense sobre sua própria experiência com pecados sexuais. Você já sentiu os desejos conflitantes que Paulo descreve? A frustração? O sentimento de estar preso? Há quanto tempo você se sente assim? Houve vitórias significativas? Grandes derrotas? Quais são as batalhas mais urgentes hoje?

Dessa forma, a frustração da guerra é onde todos começamos. Porém, de acordo com Paulo, não precisamos ficar assim porque, em segundo lugar, nós temos um novo destino. Podemos viver uma vida na qual absolutamente não satisfaremos os desejos da carne. Agora, é importante ser claro sobre o que Paulo está e não está prometendo. Ele não está dizendo que nossos desejos carnais desaparecem completamente. Em vez disso, ele promete que nós *não consumaremos, ou saciaremos, ou cumpriremos* esses desejos. Em outras palavras, os desejos podem ainda estar presentes e ainda estar em guerra contra os desejos espirituais, mas agora, andando pelo Espírito, nós não nos entregaremos a eles. A ideia básica é que todos os desejos têm uma direção, um destino, uma trajetória. Quando o destino é alcançado, o desejo foi satisfeito. A coceira foi coçada. Mas a presença do desejo não significa que precisamos saciá-lo. É possível resistir deixar-nos levar aonde nossos desejos querem. Para Paulo, andar pelo Espírito não remove todas as tendências e trajetórias carnais nesta vida. Em vez disso, andar pelo Espírito as interrompe, redirecionando-as e reordenando-as para que não mais desonrem Deus ou machuquem pessoas. É importante ser claro sobre esse ponto para que não criemos expectativas impossíveis e irreais para a vida cristã. Nesta vida, os desejos ainda podem surgir, mas, de acordo com Paulo, eles não têm que nos dominar. Nós não temos que saciá-los ou satisfazê-los. Nós podemos ser livres.

Mas somente se andarmos pelo Espírito. Esse é o terceiro elemento na visão de Paulo sobre a vida cristã em Gálatas 5. Andar pelo Espírito é a ponte entre nossa luta presente e nossa vitória futura. É o caminho que nos leva da frustração à liberdade. O que significa que a pergunta evidente para nós é esta: o que exatamente significa "andar pelo Espírito?"

Posição e depois progresso

De certa forma, este livro inteiro é uma tentativa de responder a essa pergunta. "Andar pelo Espírito" é o lema deste projeto. Por enquanto, deixe-me fazer uma importante distinção, que é crucial para pensar sobre a vida cristã.

Ao longo das cartas de Paulo, ele distingue entre nossa *posição* fundamental diante de Deus e nosso *progresso* contínuo em santidade. Deus nos declara justos em Cristo (posição) e então buscamos andar com justiça no mundo (progresso). Deus nos adota como filhos para sua família (posição) e então nos chama para andarmos como filhos obedientes diante dele (progresso). Deus decisivamente nos separa para seus propósitos (posição) e, então, nos chama para andar diariamente nesses propósitos (progresso). Deus nos liberta definitivamente do domínio do pecado (posição) e então nos chama para vivermos como homens livres (progresso).

Gálatas 5.25 é um exemplo claro desse paradigma: "Se vivemos pelo Espírito, andemos também sob a direção do Espírito." Isto é, se temos vida pelo Espírito (posição), então andemos no mesmo ritmo que o Espírito (progresso).

Há um padrão similar por trás da questão de Paulo em Gálatas 3.3: "Tendo começado pelo Espírito, estais agora vos aperfeiçoando pela carne?" Paulo presume que há um início decisivo na vida cristã (geralmente chamado de "conversão"). Acontece quando o Espírito abre seus olhos para acreditar que Jesus viveu, morreu e ressuscitou para nós e para nossa salvação. Esse início estabelece nossa posição diante de Deus. Somos justos. Somos aceitos. Somos filhos de Deus. Somos livres. Paulo aponta para esse momento decisivo e diz: "Já estou crucificado com Cristo. Portanto, não sou mais eu quem vive, mas é Cristo quem vive em mim" (Gl 2.19-20).

A partir daí, o resto da vida cristã é uma tentativa de viver nessa e a partir dessa verdade fundamental. Em outras palavras, buscamos ser aperfeiçoados e completos e também buscamos crescer na completude da salvação ao longo das nossas vidas. O argumento de Paulo em Gálatas 3.3 é que, assim como começamos pelo Espírito, seremos aperfeiçoados pelo Espírito.

Com a distinção entre posição e progresso em mente, "andar pelo Espírito" refere-se à parte de progresso na equação. Refere-se ao estilo de vida, à conduta, à forma de viver e agir no mundo que é guiado, governado e sustentado pelo Espírito do Deus vivo.

Paulo tem várias formas de descrever esse estilo de vida e conduta contínuos. Em Gálatas 2.14, Paulo diz que há uma conduta que não é "conforme a verdade do evangelho." O evangelho diz que judeus e gentios são justificados diante de Deus da mesma forma: pela fé em Jesus. Então, quando Pedro se afasta da comunhão à mesa com cristãos gentios, sua conduta não era de acordo com o evangelho. Ele não "andou corretamente" na verdade do evangelho. Sua conduta não condizia com sua fala. Sua conduta não condizia com sua profissão de fé.

Mais adiante em Gálatas, Paulo afirma que somos "guiados pelo Espírito" (Gl 5.18). O Espírito de Deus nos guia do mesmo jeito que guiou os hebreus pelo deserto com a coluna de fogo e com a nuvem no livro de Êxodo. Como eu citei anteriormente, Paulo também nos alerta para que "andemos também sob a direção do Espírito" (Gl 5.25). Em outra passagem, ele alerta: "andeis de modo digno para com o chamado que recebestes" (Ef 4.1) e ora para que possamos "viver de maneira digna do Senhor" (Cl 1.10). Outras passagens similares na Bíblia incluem andar em amor, andar na luz, andar como filhos da luz, andar de acordo com o exemplo de Paulo e andar na verdade.

Em todos esses exemplos, a ideia é a mesma: há uma conduta, um caminhar, que é de acordo com o evangelho, com o Espírito, com a verdade. Há um estilo de vida que se encaixa com o evangelho. Há uma ressonância natural entre esse estilo de vida e a verdade do evangelho de Jesus Cristo. Isso não quer dizer que uma conduta piedosa *seja* o evangelho, mas sim que, onde o evangelho estiver autenticamente presente, esse estilo de vida estará presente e crescerá. Sempre que o evangelho é plantado no coração humano, andar pelo Espírito será um fruto inevitável.

Então, lembre-se dessa distinção entre posição e progresso conforme buscamos as estratégias práticas neste livro. Posição e depois progresso. Vida e depois estilo de vida. Conversão e depois conduta. Possuir vida pelo Espírito e depois andar pelo Espírito. Raízes do evangelho e depois o fruto do evangelho.

O desafio de aplicar o evangelho

Essa distinção é crucial para conseguirmos progresso em todas as formas de santidade, especialmente pureza sexual. Porém, ao fazer essa distinção, precisamos ficar atentos a dois perigos conforme buscamos aplicar o evangelho em nossas vidas.

O primeiro perigo é que podemos tentar separar a conduta e o evangelho. Podemos tentar andar como filhos de Deus afastados da realidade palpável de que *somos* filhos de Deus pela fé em Jesus. Esse é o perigo do *legalismo*, o perigo de mandamentos vazios. É o perigo do moralismo vazio que busca criar conduta piedosa sem depender da realidade do evangelho. Claro que isso não funciona porque árvores sem raízes não produzem bons frutos. Devemos ter vida de evangelho correndo pelas nossas veias se queremos ter conduta de evangelho fluindo pelas pontas dos nossos dedos.

Isso não quer dizer que o legalismo nunca vença a imoralidade sexual. Às vezes, vence. Conheci homens que conseguiram uma vitória significativa sobre pecados sexuais através dos seus próprios esforços. Mas qual o resultado? Homens que podem ter se esvaziado de pornografia e masturbação e simplesmente se encheram, por outro lado, de orgulho e arrogância. Eles não se gloriam no Senhor; eles se gloriam no seu próprio "sucesso." Mas a realidade é que eles simplesmente trocaram um pecado por outro e o diabo está mais que feliz em fazer essa troca.

O outro perigo é mais sutil e especialmente relevante para quem está ciente do perigo legalista. Não é o perigo do mandamento puro sem o evangelho, mas da *repetição vazia* do evangelho. O legalismo tenta limpar os cantos do banheiro sem nenhum desinfetante e acaba apenas espalhando a sujeira. A repetição tem o desinfetante em mãos, mas nunca chega a esfregar. Ela nunca usa o evangelho para limpar até os cantinhos mais difíceis. Em vez disso, ela só joga o desinfetante mais ou menos em direção à sujeira. Ela tenta empunhar o evangelho como uma palavra mágica, falando-o como um mantra quando um pecado ou luta se aproxima, na esperança de que algo extraordinário aconteça. Visto que o evangelho é bastante enfatizado, a repetição tem a aparência de evitar o problema do legalismo, mas ela não resolve o pecado em questão.

Isso faz a repetição vazia ser o perigo mais sutil, já que ela frequentemente não é detectada nas igrejas que proclamam as boas-novas sobre Jesus. Não somente é mais sutil, mas os efeitos em longo prazo são tão destrutivos quanto o legalismo, pois causa a ilusão de aplicar o evangelho sem de fato o aplicar. A pessoa que tenta empunhar o evangelho como um mantra e não vê eficácia facilmente cai em desespero. Ela pensa "se nem o evangelho pode me livrar do poder do pecado, então eu realmente não tenho esperança".

Precisamos ficar atentos a esses dois perigos. Legalismo não é o mesmo que obediência ao evangelho. Meramente repetir o evangelho não é o mesmo que aplicá-lo sabiamente. Aplicar o evangelho é fazer o peso das boas-novas recair sobre um pecado específico de tal forma que as especificidades do evangelho se relacionem com as especificidades do pecado em questão, pelo poder do Espírito Santo.

Aplicar o evangelho começa com o próprio evangelho. Começa com o nobre anúncio de que Deus nos amou tanto que enviou seu único Filho para morrer a morte de um pecador em nosso lugar e que Jesus Cristo, o Messias crucificado e ressurreto, é Senhor do céu e da terra. Pela fé nele, podemos ser perdoados e purificados dos nossos pecados, aceitos por Deus, libertos da sua ira, adotados em sua família e feitos templos do seu Espírito Santo. Esse é o evangelho. Nós começamos aqui, e nunca vamos além dele. Nós começamos pelo Espírito Santo e somos aperfeiçoados pelo Espírito Santo. Somos salvos pela graça e vivemos em graça. Mas o crescimento em graça é a infiltração do evangelho em todas as áreas do nosso coração, todos os recantos da nossa mente e todas as esferas da nossa vida. Aplicar o evangelho começa com uma compreensão crescente e experiencial do trabalho de Deus em Cristo.

Mas aplicar o evangelho não para aí. Devemos também ter um conhecimento cada vez mais profundo de nós mesmos, nossas tentações particulares, nossos pecados mais persistentes, nossos fardos e pesos, nossas feridas e dores. Não podemos aplicar o evangelho corretamente a nós mesmos até que estejamos maduros em nosso próprio autoconhecimento. Não podemos aplicar corretamente o evangelho a outros até entendermos a natureza do pecado e da tentação no geral, assim como a anatomia de pecados específicos e identificáveis para nós. Não ajuda nada dizer que "o pecado está aí em algum lugar" e que o evangelho é o remédio para ele. Precisamos ser específicos, sondar nossas experiências passadas e presentes e examinar nossos corações. Em resumo, precisamos aprender a crescer em sabedoria experiencial, em maturidade prática.

Em termos práticos, isso significa que, quando aplicamos o evangelho, provavelmente passaremos a maior parte do nosso tempo falando sobre algo que não é o evangelho. Por exemplo, depois de explorar o evangelho glorioso da graça de Deus por três capítulos em Efésios, Paulo não procura aplicar o evangelho simplesmente repetindo por mais três capítulos o que já disse. Em vez disso, em Efésios 4–6, ele oferece exortações para comportamentos piedosos, ordens para evitar o pecado e sabedoria prática, intercalados com afirmações breves e fundamentais que remetem às realidades do evangelho desdobradas em capítulos anteriores. Em outras palavras, quando Paulo aplica o evangelho, ele fala mais sobre outras coisas além do evangelho. Ou, mais precisamente, ele fala sobre outras coisas pelas lentes do evangelho.

Quando ele fala sobre essas outras coisas – seja orgulho, luxúria, inveja, medo, solteirice ou casamento – a presença influente do evangelho é vista em todo lugar. Ele não está olhando *para* o evangelho; ele está olhando *através do* evangelho. É isso que devemos aprender a fazer. Devemos ser capazes de presumir o evangelho e falar sobre outras coisas de forma que a realidade do evangelho tenha influência nos problemas e pecados, mesmo que ele explicitamente venha à superfície em momentos chave.

Por fim, aplicar o evangelho significa que, em última análise, confiamos em Deus para fazer as boas-novas do Rei Jesus terem influência em nossas vidas. O Espírito é a ponte vivificadora entre a realidade do evangelho e a nossa conduta renovada. Tanto justificação quanto santificação, tanto nossa posição quanto nosso progresso são, no fim das contas, obras de Deus.

Uma palavra aos mentores

E quanto a Romanos 7?

Anteriormente, escrevi que considerava Gálatas 5.16-17 uma sinopse ou um resumo breve de Romanos 7. Eu descrevi como um dos meus colegas de seminário me ajudou a entender Gálatas com mais clareza. Mas e quanto a Romanos 7? É uma descrição da vida cristã normal?

Muitos comentaristas e pastores veem dessa maneira. Eles pensam que Paulo, como cristão, está descrevendo sua própria luta contínua contra um pecado interior. Além disso, muitos cristãos se identificam com as frustrações que Paulo descreve. Todos nós conhecemos o sentimento de ficarmos confusos com nossas ações e odiarmos as coisas que fazemos. Apesar disso, não acho que Romanos 7 esteja descrevendo a vida cristã normal.

A razão principal é que, exceto pela breve menção no versículo 6, o Espírito está completamente ausente de Romanos 7; ele não aparece até Romanos 8. Não consigo imaginar Paulo discutindo sobre a vida cristã normal sem se referir ao Espírito Santo, que é o fundamento e o poder em todos os nossos esforços. Além disso, o homem descrito em Romanos 7 é "limitado pela carne, vendido como escravo do pecado" (versículo 14), o que parece ser contrário a Romanos 6.7 e 6.14, onde Paulo diz que fomos justificados do pecado e que não estamos mais sob o domínio do pecado. Longe de ser uma pessoa que foi liberta do domínio do pecado, a imagem que Paulo apresenta em Romanos 7 é de uma longa e frustrante derrota: eu sei o que é certo e eu quero fazer o que é certo,

38   Mais que uma batalha

mas eu sou incapaz de fazer. Em outras palavras, não posso satisfazer meus bons desejos porque o pecado que habita em mim é um poderoso senhor de escravos. Isso não parece o tipo de fala que a Bíblia espera de um cristão.

Em Romanos, a mudança real aparece no capítulo 8 – nenhuma condenação em Cristo e a chegada do Espírito de vida, que me liberta da lei do pecado e da morte, de forma que agora eu sou capaz de preencher os requisitos de Deus, pois ando de acordo com o Espírito (versículos 1-4). Portanto, minha interpretação é que Romanos 7 é uma descrição apropriada de um crente do Antigo Testamento (pense em Davi nos Salmos), que se deleita na lei de Deus, mas se encontra frustrado com sua incapacidade de superar a carne e seus desejos pecaminosos porque o Espírito ainda não foi derramado completamente (veja Jr 31; Ez 36; Jo 7.27-29). É exatamente isso que a única menção ao Espírito sugere em Romanos 7.6. Paulo está fazendo o contraste entre servir a Deus "na novidade do Espírito" e servir à maneira antiga, "na velhice da letra" da lei. O restante de Romanos 7 descreve a frustração de servir à maneira antiga, em que paixões pecaminosas são provocadas pela lei, mas a lei é incapaz de transformar o coração. Romanos 8 celebra a novidade do Espírito. A chegada de Jesus muda nossa situação fundamental. Estamos agora completamente livres da condenação. Pela morte de Jesus em nosso lugar, Deus fez o que a lei não podia fazer: condenou nosso pecado sem nos condenar. Deus está feliz conosco agora porque o sacrifício supremo foi oferecido. Somos justos aos seus olhos e, com a aprovação de Deus agora assegurada e com o Espírito derramado em nossos corações, somos capazes de mortificar o pecado e andar como filhos de Deus.

Eu não penso que isso signifique que a luta descrita em Romanos 7 seja irrelevante para o cristão, mas eu acho que isso coloca essa luta no seu lugar correto. Quando um cristão não anda pelo Espírito, ele se sente muito semelhante ao homem frustrado de Romanos 7. Nós sentimos o peso e o poder do pecado interno e nos desesperamos quando confiamos somente nos nossos próprios esforços para andar em santidade. Porém, se eu estiver correto, esse não é nosso destino, nem devemos nos conformar como se Romanos 7 fosse a vida cristã normal. Em vez disso, como em Gálatas 5, devemos nos afastar da frustração e da luta para a libertação de satisfazer nossos desejos carnais. E fazemos isso caminhando diariamente pelo Espírito.

Pode ser que nem todos sejam persuadidos pela minha interpretação da passagem, porém, mesmo se você achar que Paulo está descrevendo sua própria experiência cristã, é importante enfatizar que o homem em Romanos 7 não está andando de acordo com o Espírito. Ele pode se deleitar na lei de Deus e ter alguns desejos de fazer o que é certo, mas a lei do pecado e da morte trabalhando em seu corpo o confunde e o frustra. Portanto, de um jeito ou de outro, é importante que não usemos Romanos 7 como uma desculpa para nos acomodarmos e fazermos as pazes com nosso pecado. Em vez disso, devemos nos afastar da frustração e da confusão de Romanos 7 e ir para a vitória e glória de Romanos 8, onde colocamos nossas mentes no Espírito, andamos de acordo com o Espírito e mortificamos as obras da carne pelo Espírito.

Em termos práticos, isso significa que, como mentor, você pode usar Romanos 7 para ajudar os homens do seu grupo a verem suas próprias frustrações e falhas, mas você deve impedir que eles façam as pazes com tais frustrações e falhas.

Ajude-os a ver que é bom a Bíblia descrever nossa experiência tão precisamente. Isso nos ajuda a saber que não estamos sozinhos. Deus conhece nossa situação. Depois, ajude-os a não ficarem presos aí. Não permita que eles se afundem na frustração de Romanos 7. Romanos 8 está logo à frente e, embora ainda descreva uma luta, o Espírito está trabalhando para mortificar as obras da carne para que tenhamos vida e paz verdadeiras.

2

Deixe a fera com fome

Quando me encontro com um homem ou um grupo de homens para tratar sobre pecados sexuais, a primeira coisa que eu quero determinar é o nível de seriedade com a qual eles pretendem resistir.

Houve vezes em que homens chegaram ao meu escritório motivados, principalmente, pela culpa de um fracasso recente ou porque as esposas ou mentores os pressionaram a falar comigo por causa de um padrão de fracassos. De uma forma ou de outra – seja por causa da culpa momentânea ou da pressão externa –, eles não querem estar lá de verdade e não há como ajudar alguém que não quer ajuda. Se a culpa momentânea ou a pressão externa foram o que lhes trouxe a mim, então eles estarão atrás apenas do que é suficiente para fazer a culpa ir embora ou aliviar a pressão. A realidade é que a pessoa precisa ter um desejo profundo e persistente por uma mudança duradoura ou ela não vai ter uma mudança duradoura. Ela precisa estar farta de seus próprios erros e, assim, comprometida com uma obediência custosa, mas muitos homens oram como Agostinho orou quando era jovem: "ó Senhor, dá-me a castidade (mas ainda não)." A culpa e a vergonha do pecado sexual são suficientes para fazê-los se sentirem mal, mas não são suficientes para motivá-los ao tipo de esforço vindo do Espírito que será necessário para a liberdade.

Estabelecendo fronteiras artificiais

Como determino se alguém está realmente farto ou só se sentindo culpado no momento? Como sei se a pessoa está sendo séria a respeito da santidade ou se ainda está orando "ainda não"? A minha experiência me ensinou a começar com uma ação simples, mas drástica, para medir a seriedade dessa pessoa. Eu realmente acredito que essa ação é necessária para que qualquer outro progresso possa ocorrer. Eu chamo essa ação de "criar espaço fazendo a fera passar fome."

A ideia básica é estabelecer fronteiras artificiais em relação às tentações sexuais. Isso possibilita que problemas mais profundos do coração subam à superfície sem ter gasolina constantemente alimentando o fogo. Na maior parte das vezes, isso significa identificar o ponto de acesso para a tentação e removê-lo completamente.

Por exemplo, digamos que um homem esteja viciado em pornografia na internet: ele regularmente procura conteúdo e se masturba. Neste caso, uma das primeiras coisas que eu faço é estabelecer uma fronteira artificial: nada de usar a internet quando estiver sozinho. Eu vejo isso como uma regra *absoluta*, mas não *permanente*. Em outras palavras, essas fronteiras artificiais são criadas para serem temporárias. A esperança é que, alguma hora, a tecnologia possa voltar sem restrições, mas "temporário" pode ser um longo tempo. Às vezes, eu coloco um período inicial (seis meses, por exemplo), mas meu primeiro objetivo é levá-lo a concordar com algum tipo de fronteira como essa. Pode ser "nada de usar a internet sozinho"; pode ser "delete sua conta no Instagram"; pode ser "nada de Netflix sozinho." Se um smartphone for um meio frequente de tentação e luxúria, então eu insisto que ele compre um celular simples, que não acesse a internet. Pode ser uma combinação de tudo isso.

Em todos esses casos, o objetivo é tomar algumas ações intencionais que sinalizem: "Eu estou falando sério sobre lutar contra o pecado. Eu estou disposto a gerar inconveniências para mim pelo bem da minha santidade."

A esta altura, você pode estar pensando: "Isso simplesmente não é possível para mim. Eu preciso do meu computador e do meu celular para trabalhar" ou "eu trabalho muito em casa quando não tem ninguém" ou "eu frequentemente trabalho de noite depois que minha mulher já foi dormir." Eu entendo as complicações, mas eu não sou impedido por elas e você também não deveria ser. Jesus disse que era melhor entrar no reino de Deus sem um olho ou uma mão do que não entrar no reino de Deus. Uma vida sem um smartphone parece bem menos inconveniente do que uma vida com apenas uma mão.

Em vez de se justificar, você deve pensar junto com outras pessoas sobre como navegar entre essas inconveniências. Por exemplo, se você precisa checar seu e-mail e não tem mais ninguém em casa, vá para um café e cheque seu e-mail lá. O mesmo vale se você está trabalhando de noite e sua família está dormindo. Talvez, em vez de trabalhar à noite, você precise acordar cedo e passar num café. Ou peça para sua esposa ficar acordada até tarde ou acordar cedo com você, fazendo o que ela tiver para fazer enquanto você trabalha na mesa da cozinha. Sim, medidas assim são inconvenientes, mas você não pode esperar carregar fogo perto do seu peito e não se queimar.

44   Mais que uma batalha

Você não pode andar sobre brasas ardentes e não queimar os pés (Pv 6.27-28). Homens demais oram "não nos deixes entrar em tentação", mas continuam navegando na internet às duas da madrugada e assistindo filmes "quentes" na Netflix. Eles deixam o fogo nos seus bolsos e ficam surpresos quando se queimam. Eles preferem a conveniência da tecnologia ao progresso da sua santidade. Portanto, é importante estabelecermos fronteiras ao redor da tecnologia que frequentemente é o meio de tentações e pecados.

Isso é legalismo?

Ocasionalmente, alguns homens respondem a essas barreiras artificiais perguntando sobre o legalismo. Não há versículo na Bíblia que fale: "Fique longe da internet quando você estiver sozinho", então eu não estaria exigindo mais do que Deus? Ou então perguntam se eu não estou tratando a tecnologia como a raiz do problema, em vez de me dirigir ao problema real, que é o coração pecaminoso. Para essas perguntas, eu respondo: "Sim, o coração é o problema real; a fera está aí dentro. Mas a tecnologia está alimentando a fera, o que significa que precisamos fazer algo sobre a tecnologia para aprendermos a matar a fera." Nós começamos cortando o suprimento de comida.

Além disso, estabelecer regras firmes sobre uso de tecnologia não é legalismo. Na verdade, é uma aplicação direta das palavras de Jesus em Mateus 5.30, às quais eu me referi antes: "Se a tua mão direita te faz tropeçar, corta-a e joga-a fora; pois é melhor para ti perder um dos teus membros do que ir todo o corpo para o inferno." Mãos são boas, assim como computadores e smartphones, mas mãos que levam você a pecar colocam sua alma em perigo e precisam ser amputadas. Da mesma forma, se nossa tecnologia vira uma pedra de tropeço, também deve ser amputada. Estabelecer fronteiras artificiais é principalmente para identificar qual "mão" está levando você a pecar e então cortá-la. Pela violência da ilustração que Cristo fez, ficar longe da internet quando você está sozinho, em geral, é, no máximo, uma inconveniência, que empalidece em comparação com o valor da santidade.

Ao longo do meu ministério, percebi que esse requisito inicial, simples, mas inconveniente, é revelador. Ele separa quem está disposto a tomar medidas drásticas de quem está só brincando. Na verdade, em razão de muitas demandas do meu tempo, eu tendo a não gastá-lo com quem nem sequer está disposto a sofrer uma inconveniência para andar pelo Espírito. Se a pessoa não quer criar espaço deixando a fera passar fome, se ela não quer estabelecer as fronteiras necessárias para lidar com o coração, então tudo que posso fazer é alertá-la sobre a gravidade do pecado e orar para que ela acorde para o perigo. Se você praticar essas coisas, você não herdará o reino de Deus. Se você viver de acordo com a carne, você vai morrer. Se você não amputá-las, você corre o risco de ir para o inferno.

Uma vez, li um sermão de Charles Spurgeon em Jeremias 23:29: "Não é a minha palavra como fogo... e como martelo que esmaga a rocha?" Nele, Spurgeon pergunta o que devemos fazer se nos deparamos com um coração de pedra. Ele responde: "Tente o martelo!" Se não quebrar no primeiro golpe, martele de novo. E de novo.

Hábitos de prestação de contas e confissão

Presumo que, se você ainda está lendo este livro, você está disposto a passar por inconveniências pelo bem da sua santidade. Você está disposto a ajustar seus hábitos e estabelecer fronteiras artificiais a fim de criar espaço para fazer a fera passar fome. Depois que você identificar algumas fronteiras iniciais, o próximo passo é estabelecer alguma prestação de contas. Seu mentor e os homens do seu grupo estão aí para isso.

Prestação de contas funciona assim: primeiro, concorde claramente com a fronteira "eu não vou usar a internet quando estiver sozinho." Segundo, se você cruzar essa fronteira, se você usar a internet sozinho, você quebrou a sua palavra e precisa confessar para seu mentor e para os outros homens do seu grupo, *mesmo se você não vir pornografia*. Isso é importante. Ao ter dado sua palavra sobre a fronteira, você peca se você falhar em se submeter a ela. E você deve confessar esse pecado, mesmo quando ele não leva à luxúria.

Neste estágio inicial, a prestação de contas tem dois objetivos. O primeiro é que queremos começar a despertar a consciência. Por isso que a clareza a respeito das fronteiras artificiais é tão importante. A maior parte dos homens que estão afundados até o pescoço em pecados sexuais têm consciências dessensibilizadas. Elas tendem a estar entorpecidas e mortificadas pelo pecado. Então, um dos nossos objetivos é acordar a consciência para que ela fique corretamente ajustada e sensível. Queremos que ela perceba o perigo o quanto antes. Queremos que, no instante em que você ficar na internet sozinho, você pense: "Ah, não; eu prometi ao pessoal que não faria isso. Agora preciso confessar minha falha para eles."

Esse é o segundo objetivo da prestação de contas – criar hábitos e padrões de honestidade, confiabilidade e confissão. Hábitos de confissão são incrivelmente importantes na vida cristã. No entanto, quando se trata de pecados sexuais, a confissão pode facilmente dar errado, em especial se um homem casado está confessando para sua esposa.

É possível que um homem culpado confesse para sua esposa por desejo de absolvição e purificação. A culpa pesa sobre ele até que ele a descarregue sobre ela, que é quando ele sente o grande alívio do que ele pensa ser uma consciência limpa. O problema é que um homem assim está, na prática, tratando sua mulher como Deus. Ele está indo até ela para a purificação fundamental da própria consciência. Isso não somente não é sábio da parte dele; é injusto com ela. Ela não é capaz de suportar o peso de ser Deus.

Eis o tipo de cenário que tenho em mente: um homem casado e em pecado sexual decide abrir o jogo. Ele confessa seu pecado para sua esposa. Como resultado, ele sente duas emoções conflitantes. De um lado, ele sente o alívio de não mais esconder seu pecado. Sua consciência, que o estava afligindo, não sente mais o jugo de suas ações pecaminosas (pelo menos, em parte). Do outro lado, ele sente mágoa e tristeza por ter machucado sua esposa profundamente. O desafio daí para frente é que essas duas respostas emocionais estarão em tensão uma com a outra. Ele vai querer confessar para ela a fim de obter alívio, mas ele também sabe que a confissão vai machucá-la. Nesse cenário, confessar o pecado é como vomitar: ele se sente aliviado depois que vomita, mas agora sua esposa está coberta de vômito.

Fica ainda mais complicado se ele desenvolver uma consciência sensível, mas não tiver um bom entendimento sobre quanto detalhe contar. Ele pode confessar demais, dando um nível de

48   Mais que uma batalha

detalhamento que fica na mente dela mesmo muito depois de ele já ter esquecido. O alívio dele vem às custas da paz mental dela. Ao reconhecer isso, ele pode tentar esconder detalhes, mas, devido à sua consciência sensível, ele não vai obter alívio e, como resultado, vai ficar nervoso e ansioso. Essa ansiedade atiça um temor (compreensível) de infidelidade em sua esposa e ela pergunta: "Tem mais alguma coisa?". Como ele sabe que sempre pode dar mais detalhes, ele de novo parece incerto e ansioso, o que se soma aos temores deles. É uma armadilha viciosa.

Um jeito melhor

A maneira de evitar a armadilha é ser claro quanto à ordem e aos propósitos de diferentes estágios de confissão. Embora isso certamente seja uma questão de sabedoria e aplicação pessoal, em minha experiência, um padrão sábio e saudável de confissão ocorre da seguinte maneira.

Primeiramente, você deve confessar seu pecado para Deus. Direto, honesto, sincero, sem escolher as palavras. Esse arrependimento e confissão colocam você no lugar certo. Ponto. Seu pecado foi, em última análise, contra Deus, então Deus é quem deve te perdoar. "Pequei contra ti, e contra ti somente, e fiz o que é mau diante dos teus olhos" (Sl 51.4). "Quem pode perdoar pecados senão um só, que é Deus?" (Mc 2.7). Esse é o perdão fundamental de que todos precisamos e esse perdão nos estabiliza para qualquer confissão subsequente para outras pessoas.

Depois, tendo se arrependido e confessado seu pecado para Deus, você deve confessar seu pecado para outros homens. Isso é um fruto do arrependimento diante de Deus. O objetivo é a cura e a santidade. "Confessai vossos pecados uns aos outros e orai uns pelos outros para serdes curados" (Tg 5.16). Essa confissão também deve ser sincera, direta, suficientemente específica, sem escolher palavras ou usar eufemismos.

Menciono eufemismos porque eles são um perigo particular nessa área. Por causa da vergonha e da culpa, tendemos a usar palavras que nublam o que realmente fizemos. Dizemos "Eu estou em luta", ou "Eu falhei de novo." Nós falamos com ambiguidade e sem clareza porque sentimos vergonha do que fizemos. Em minha experiência, "Estou em luta" basicamente significa "estou perdendo violenta e frequentemente." "Estou em luta" na verdade significa "estou me rendendo." Ou, às vezes, dizemos "eu caí em pecado", sugerindo que acidentalmente tropeçamos em uma imoralidade. A verdade é que não caímos; nós afundamos.

O efeito, embora não intencional, é minimizar ou higienizar o que fizemos. Verdade e precisão são o que buscamos – ser específico é importante, mas sem detalhes visuais. "Eu vi pornografia na internet. Eu me masturbei. Eu olhei com luxúria para uma mulher." Um princípio simples é usar palavras bíblicas para pecados. Devemos chamar as coisas do que Deus as chama: fornicação, imoralidade sexual, luxúria, homossexualidade. Quando não houver palavra bíblica direta, devemos tentar, ao máximo possível, ser concretos e específicos, desde que sem detalhes visuais.[2]

Voltando a tratar da confissão, o principal objetivo de confessar para outros homens é a cura e a santidade, mas o objetivo secundário é o aconselhamento sábio deles sobre o quanto e como confessar para sua esposa. Essa violação é do

---

2   G.K. Chesterton disse uma vez algo com o sentido de que, em nove de cada dez vezes, a palavra grosseira é a palavra que condena o pecado, enquanto a palavra refinada é a que o desculpa.

50   Mais que uma batalha

tipo que precisa ser confessado para ela? Se sim, que nível de detalhes precisa ser compartilhado? O aconselhamento sábio de outros homens tem efeito estabilizador e previne o tipo de ansiedade reativa que prejudica ainda mais seu casamento.

Finalmente, tendo confessado e sido perdoado por Deus, e depois tendo confessado para outros homens a fim de prestar contas, receber cura e melhorar em santidade, você deve confessar para sua esposa – não para ficar no lugar certo, mas para consertar as coisas com ela. Mas perceba algo: essa confissão vem de uma posição de aceitação divina e conselhos sábios. Em outras palavras, você agora está confessando *a partir* da sua aceitação diante de Deus em vez de confessar a fim de receber a absolvição da sua esposa. Além disso, se ela souber que você confessou completamente para Deus e para outros homens, e se ela confiar na sabedoria, piedade e conselhos desses homens, então, se Deus quiser, ela não exigirá uma abertura de mais detalhes, que não será saudável e que causará ainda mais danos ao casamento. Um homem que está sob a aprovação de Deus e que foi aconselhado por homens piedosos é capaz de dizer para sua esposa, com calma e tristeza: "Foi isso que eu fiz. Eu confessei para Deus. Eu confessei para esses homens e eles me aconselharam para contar esse tanto de detalhes para você. Eu sinto muito por ter te machucado e essas são as medidas que estamos tomando para ter certeza de que não vai acontecer de novo."

Conclusão

Essas são as etapas práticas iniciais para buscar ser liberto de pecados sexuais e crescer em santidade. Primeiro, estabelecemos fronteiras simples, mas inconvenientes, em torno das tecnologias e áreas que com mais frequência nos levam a pecar. Tomamos ações concretas e drásticas na luta. Identificamos a "mão" que nos leva a pecar e a amputamos. Isso não somente comunica nossa seriedade na luta contra a pornografia e pecados sexuais, mas também, ao cortar o suprimento do pecado sexual, cria espaço para a transformação vindoura no coração. As barreiras artificiais reduzirão as oportunidades de satisfação pecaminosa para que possamos começar a crescer em autocontrole.

Em segundo lugar, com essas fronteiras artificiais estabelecidas, procuramos outros homens para prestarmos contas sobre elas. O objetivo dessa prestação tem duas faces: queremos começar a despertar nossas consciências e desenvolver hábitos saudáveis de confissão. Queremos que nossas consciências nos alertem de perigos, nos impeçam de pecar e nos condenem quando falharmos. Também queremos confessar nossos pecados para Deus, a fim de sermos absolutamente perdoados; para outros homens, a fim de recebermos cura e aconselhamento; e, quando necessário, para nossas esposas, a fim de haver restauração e integridade.

Esses dois passos iniciais são instrumentos cruciais na nossa luta por vitória, liberdade e cura, mas, conforme os aplicamos, devemos nos lembrar de que nós *usamos* os instrumentos e não *confiamos* neles. Nossa confiança está no Senhor. Ele deve agir em todos os nossos esforços e através deles se queremos que a mudança seja real e duradoura. Nossos esforços só glorificam a Deus quando nos esforçamos com confiança nele, quando buscamos andar *pelo Espírito*.

Uma palavra aos mentores

Filtros de internet e programas de computador

Sempre que falo sobre a criação de fronteiras artificiais, inevitavelmente surgem perguntas sobre filtros de internet e programas de monitoramento de computadores. Os homens se perguntam "Eu preciso mesmo me livrar do meu smartphone ou concordar em me abster da internet quando eu estiver sozinho? Ou posso simplesmente instalar um filtro de internet ou um programa como *Covenant Eyes?*"

No meu próprio aconselhamento e mentoria, eu tendo a não me apoiar nesses tipos de programas e barreiras tecnológicas. Não por achar que eles não tenham valor; tenho certeza de que, em alguns casos, eles podem ajudar a criar o espaço para deixar a fera passando fome. Contudo, minha abordagem funciona a partir de uma dose inicial e temporária de remédio amargo ("amputar"), seguida por restauração completa quando o autocontrole interno é demonstrado ao longo do tempo. Programas de monitoramento e filtros de internet não se encaixam nessa estratégia.

Para iniciantes, tais programas e filtros são comumente usados como uma estratégia permanente para evitar pecados sexuais em vez de como uma barreira temporária pensada para criar espaço para o domínio próprio crescer sob a orientação do Espírito. Além disso, programas de monitoramento expõem automaticamente as tentativas de busca por material sexualmente explícito e, assim, correm o risco de causar curto-circuito nos hábitos de confissão voluntária e honestidade.

Quero que os homens aprendam a trazer voluntariamente seus pecados para a luz em vez de um programa de computador mandar automaticamente um aviso para um parceiro de prestação de contas ou um mentor. Adicionalmente, a efetividade de programas de monitoramento depende da capacidade do mentor de ler e agir a partir dos avisos automáticos. Se um mentor está tentando ajudar um grupo de homens, então isso é um investimento significante de tempo da parte dele. Ele se torna o policial do grupo, com o trabalho de monitorar e punir infrações em vez de ser o pai na fé que incentiva os homens a crescerem em maturidade.

No fim das contas, eu temo que avisos automáticos tratem os homens como crianças, enquanto exigir e esperar confissão honesta os desafia a serem responsáveis por si mesmos e por seus atos. Ao mesmo tempo, eu devo ressaltar que programas de monitoramento, filtros e bloqueadores de internet são ótimas ferramentas para um homem proteger seus filhos da pornografia. Crianças precisam desse tipo de proteção externa por causa da sua vulnerabilidade e imaturidade, mas esperamos mais de homens adultos. Queremos domínio próprio e estabilidade moldados pelo Espírito.

Claro que é possível que homens escondam e mintam sobre seus pensamentos e ações na minha estratégia. Se eles não confessarem seus pecados, então você não vai saber sobre eles. Mas, na verdade, eu vejo isso como um ponto forte na minha abordagem. É bom que os homens sintam que sua vitalidade espiritual depende da sua própria honestidade e não da capacidade do mentor de policiar seu comportamento. Além do mais, há outras formas melhores de minimizar o perigo de alguém persistentemente esconder seus pecados e falhar em confessar. Uma estratégia simples é orar regularmente para Deus trazer pecados escondidos para a luz. Por exemplo, sempre que você se reunir com um grupo de homens, você pode incluir algo assim na sua oração em grupo: "Pai, tua Palavra promete que nada está escondido que não venha a ser revelado. Então, se houver pecados escondidos e não confessados entre nós, pedimos que os tragas para a luz e os exponhas para o bem das nossas almas, das nossas famílias, da nossa igreja e da tua missão no mundo. Que não haja nenhum Acã no nosso acampamento que comprometa a santidade do teu povo (Js 7). Além disso, Pai, pedimos que faças o que precisares fazer para nos tornar santos. Aproxima-te de nós para que experimentemos a realidade da tua santidade como boa e vivificante, conforme tu tiras tudo que nos afastaria de ti e curas nossa fragilidade".

Esse tipo de oração tem dois efeitos salutares. Em primeiro lugar, o jugo final da exposição do pecado está sobre o Deus que vê nossos corações e ações por completo: "E não há criatura alguma encoberta diante dele; antes todas as coisas estão descobertas e expostas aos olhos daquele a quem deveremos prestar contas" (Hb 4.13). Em segundo lugar, lembra-nos de que Deus é real e nos faz temer que ele responda tal oração se tentarmos nos esconder. Podemos ser capazes de burlar o sistema e desviar do monitoramento do computador e dos filtros de internet, mas Deus nunca vai ser enganado. Orações regulares por exposição nos relembram de que nosso Deus é o Deus vivo, que nunca descansa ou dorme, e de que ele está tão comprometido com o nosso bem que ele vai nos quebrar a fim de nos santificar.

Se avisos automáticos correm o risco de tratarem homens como crianças, filtros de internet podem tratá-los como feras selvagens que estão constantemente testando as cercas para ver se conseguem escapar. Na verdade, sistemas de monitoramento e filtros de internet podem inflamar desejos ao oferecer um obstáculo vencível ao pecado. Burlar o sistema pode se tornar parte da emoção (essa foi minha experiência na faculdade). Na minha mente, é melhor e mais simples só cortar o acesso à internet.

Além disso, parte da força da minha estratégia ("nada de internet sozinho") é o inconveniente e (pequeno) sacrifício. O custo (em termos de facilidade de acesso à internet) é parte do benefício para a alma. Passar num café para checar os e-mails nos relembra dos padrões de pecado que estamos tentando largar e reforça a vontade de buscar santidade e mortificar o pecado. Como o inconveniente é temporário, há um objetivo concreto para alcançar: queremos ter tanto controle sobre nossos impulsos e ações que barreiras externas podem, uma hora, ser removidas.

Em resumo, queremos que as barreiras externas sejam uma muleta temporária, não uma perna artificial permanente. Queremos que as barreiras sejam internalizadas; queremos que a consciência seja recalibrada e sensível à condenação; queremos que hábitos de confissão e arrependimento sejam anexados às vidas dos homens nas nossas igrejas.

3

Como os humanos funcionam?

A essa altura, já fizemos duas coisas: lançamos as fundações básicas para a vida cristã e tomamos dois passos iniciais na luta contra a luxúria e a pornografia. Agora, estamos quase prontos para prosseguirmos para o campo de batalha real e diário.

Antes de fazermos isso, será útil esclarecer algumas coisas sobre o próprio campo de batalha. Isso significa aprender algumas coisas sobre antropologia (a doutrina do homem) e algumas coisas sobre psicologia (a doutrina da alma). Este capítulo vai dar as pinceladas iniciais em cada um desses assuntos e, então, vai tentar juntá-los em uma descrição coerente da mente e do corpo. Pense nos próximos dois capítulos como o reconhecimento do mapa do campo de batalha antes da luta de verdade começar.

Alguns aspectos deste capítulo podem parecer complicados, então mantenha o objetivo em mente. Queremos esclarecer como operamos como seres humanos para podermos crescer na nossa habilidade de resistir às tentações e aos pecados. Em minha experiência, esse tipo de crescimento em autoconhecimento é útil para quebrar padrões de pecado. Quando eu sei que há uma certa lógica e racionalidade para meu comportamento, é mais fácil interromper o ciclo.

58   Mais que uma batalha

Antropologia: o que é o homem?

Vamos começar com antropologia bíblica. Aqui, estamos lidando com a questão básica: o que é o homem?

A pessoa humana é uma unidade de corpo e alma, sendo a alma o princípio animador do corpo, soprada em nós por Deus (Gn 2.7). Essa união entre corpo e alma é tão profunda que rompê-la é chamado de morte (Gn 2.17). Embora nossas almas possam sobreviver à morte do corpo, a Bíblia deixa claro que uma existência sem corpo é indesejável e estranha à nossa natureza (2Co 5.4). Deus nos fez para sermos seres corpóreos, e mesmo uma alma limpa de todo traço de pecado ainda deseja ser reunida com o corpo na ressurreição. Este é o princípio básico da natureza humana: somos almas corpóreas.

Tradicionalmente, teólogos distinguem quatro estados ou estágios da natureza humana: original, corrompido, redimido e glorificado. Nos meus ensinos, eu percebi que é útil adicionar um quinto estágio e ligar cada um deles a uma era específica da história. Estes são os cinco estágios ou estados da natureza humana:

1. Estado original – no Éden
2. Estado corrompido – exilados do Éden
3. Estado redimido – antes de Cristo
4. Estado redimido – depois de Cristo
5. Estado glorificado – nova criação

Vamos abordá-los um de cada vez.

Primeiro, temos nosso estado *original*. Essa é a natureza humana como Deus pretendia quando nos criou. Nossa natureza original era boa e direcionada para os propósitos para os quais fomos feitos.

Segundo, por causa da Queda e da entrada do pecado, você e eu jamais experimentamos a natureza humana em seu estado original. Em vez disso, temos de lidar com a natureza humana em um estado *corrompido*. Essa é a natureza humana agora, por ter sido distorcida pelo pecado humano, pela decadência e pela morte. É a isso que Paulo se refere quando ele fala que "éramos por natureza filhos da ira" (Ef 2.3). Nossa natureza corrompida significa que as tendências e trajetórias da nossa natureza original descarrilaram e se desordenaram. Elas se desviam do seu propósito real e, ao fazer isso, tornam-se não naturais (Rm 1.26-27).

Mas o fato de não estarmos mais em nosso estado original não significa que a bondade da nossa natureza tenha sido totalmente abolida. A natureza é teimosa e, mesmo que tenha sido corrompida, ainda podemos reconhecer as marcas e as obras de Deus apesar do pecado que nos desfigura. Isso significa que, sempre que testemunharmos um ato da nossa natureza corrompida, devemos perguntar "Que parte da nossa natureza original está por trás disso? Que bem está sendo distorcido pela corrupção e rebelião humanas?" Afinal, por trás das nossas corrupções, jaz o bom projeto original de Deus.

Terceiro, podemos falar da natureza humana em seu estado *redimido*, mas com uma distinção adicional entre a redenção antes de Cristo e a redenção depois de Cristo. Seres humanos sempre precisaram do novo nascimento para escapar do pecado, da corrupção e da morte, mas parece para mim que a Bíblia ensina que há uma diferença entre a redenção na antiga aliança, antes de Cristo vir e derramar o Espírito, e a redenção na nova aliança. Crentes do Antigo Testamento

60   Mais que uma batalha

nasceram de novo; eles foram circuncidados no coração. Ao mesmo tempo, por Cristo ainda não ter lidado com o pecado de maneira final e completa, o Espírito ainda não havia sido derramado em seus corações da mesma forma que ele é derramado na nova aliança. A habitação interna e permanente do Espírito é uma bênção da nova aliança (Jr 31; Ez 36). Isso significa que nossa experiência é um nível mais rico e mais pleno de redenção do que os santos do Antigo Testamento, que esperavam pela vinda de Cristo (Jo 7.37-39; Hb 11.39-40).[3]

Quando falamos da natureza humana em seu estado redimido, distinguimos entre a redenção da antiga e da nova aliança, mas, mesmo na nova aliança, a redenção ainda não é completa. Aspectos da nossa corrupção ainda permanecem; ainda estamos "na carne", mas não somos dominados pelo nosso pecado e pela nossa corrupção como éramos. A graça nos transformou e começou um projeto de restauração. A restauração presente, embora incompleta, é a garantia da nossa herança futura, quando Deus nos transformará de maneira completa e final. Essa é a natureza humana em seu estado *glorificado*, quando a pessoa inteira, corpo e alma, será inteiramente liberta do pecado, da morte e da decadência e nós chegaremos aos propósitos originais de Deus para os seres humanos.

Estado original, estado corrompido, estado redimido antes de Cristo, estado redimido depois de Cristo, estado glorificado.

---

3   Se você estiver interessado em explorar mais essa distinção, o livro de James M. Hamilton Jr., *God's indwelling presence: the Holy Spirit in the Old and New Testaments* (Nashville: B&H Academic, 2006) explora a transição da antiga para a nova aliança em mais detalhes.

Esses são os cinco estados básicos da natureza humana ao longo da história.

Psicologia: como experimentamos o mundo?

Quando nos voltamos para a psicologia, estamos perguntando sobre como nós, como almas corporificadas, vivenciamos o mundo. Como vivemos, nos movemos e existimos no mundo que Deus fez? Para responder a essa pergunta, é útil pensar em diferentes níveis.

No nível mais inferior, certos aspectos da nossa existência operam de forma automática e independente da nossa racionalidade ou escolha. Respirar, digerir comida, bombear sangue, crescer — nossos corpos fazem essas coisas sem qualquer pensamento ou decisão da nossa parte. Esses processos foram projetados de uma maneira linda, mas são praticamente irracionais, e nós os compartilhamos com todas as formas de vida, sejam plantas ou animais.

Na outra ponta do espectro, no nível mais superior, podemos falar da *mente*, que inclui o intelecto — a faculdade pela qual pensamos, julgamos e racionalizamos —, e a vontade — a faculdade pela qual desejamos, amamos, odiamos e escolhemos algo. Este é o nível de agência moral e racional e é uma das coisas que nos faz ser como Deus e anjos.

Geralmente, nós só vamos até aí — faculdades racionais superiores na mente e processos irracionais inferiores no corpo. Mas tanto a Bíblia quanto nossa experiência sugerem que devemos adicionar um nível intermediário. O nível intermediário tem características dos dois outros níveis. Por um lado, o nível intermediário está intimamente ligado aos sentidos do corpo e opera de maneira imediata e intuitiva. Por outro lado, esse nível intermediário tem um tipo de racionalidade e lógica. Assim como a mente, podemos dividir esse nível em uma faculdade de percepção e uma faculdade de desejo; uma faculdade que observa, reconhece e identifica algo, e uma faculdade que gosta ou desgosta, deseja ou rejeita esse algo. Os cristãos medievais se referiam a esse nível intermediário como "apreensão dos sentidos" e "apetite dos sentidos."

Uma maneira de entender esse nível intermediário é pensar nele como o aspecto da nossa natureza que compartilhamos com outros animais. Um coelho não é um agente moral. Ele não tem as faculdades superiores do intelecto e da vontade. Ele não raciocina ou escolhe como nós. Em resumo, coelhos não são pessoas. Ao mesmo tempo, um coelho não é um monte de processos automáticos. Coelhos podem perceber e responder ao mundo. Quando um coelho vê um lobo, ele imediatamente reconhece o que o lobo é e intuitivamente reage à presença dele ao fugir e se esconder. Isso não é raciocinar e escolher como a mente humana, nem é um processo automático irracional como respirar. É algo no meio. Há uma boa razão para o coelho correr, mas o coelho não raciocinou e depois tomou uma decisão como uma pessoa faria; ele agiu de forma intuitiva e instintiva.

O condutor e o elefante

Eu acho que é importante reconhecer o lugar desse "nível intermediário." Matthew LaPine é um autor contemporâneo que me ajudou a entender e apreciar essas categorias. Ele se refere a essa abordagem da pessoa humana como uma "psicologia em camadas", já que podemos falar de faculdades superiores (intelecto e vontade, os quais operam de acordo com processos racionais e intencionais) e faculdades inferiores (apreensão e apetite sensíveis, os quais operam de maneira intuitiva e quase automática, mas com uma racionalidade e uma lógica próprias). De acordo com LaPine, esse tipo de psicologia em camadas nos permite explicar o conflito psicológico interno que todos sentimos todos os dias.

Tomando emprestada uma ilustração do psicólogo social Jonathan Haidt, LaPine descreve a relação entre as faculdades superiores e as inferiores como um condutor tentando guiar um elefante. As faculdades superiores são o condutor, que tenta direcionar o elefante, o qual representa as faculdades inferiores, mas poderosas. O conflito interno que experimentamos é basicamente a tentativa do condutor de adestrar e guiar um elefante indisciplinado.

Essa ilustração basicamente se equipara à distinção que a Bíblia faz entre a mente e o corpo (ou a carne). Quando os autores bíblicos falam sobre o corpo e a carne em termos morais, eles não estão falando sobre processos automáticos irracionais como digestão ou respiração. Eles estão falando sobre o nível mais inferior dos desejos, dos gostos e das paixões. Eles estão falando sobre o elefante.

É importante sublinhar que o elefante, embora poderoso, pode ser treinado e condicionado. O corpo, com suas intuições e gostos, é maleável e também teimoso; ele pode ser moldado e depois manter-se nessa forma. Isto é, nós podemos desenvolver hábitos, seja para o bem ou para o mal. Embora nossa mente e corpo tenham ambos sido criados bons, desde a Queda, nossa corrupção se estende à pessoa inteira, tanto

64 Mais que uma batalha

à mente quanto ao corpo. Como Paulo fala em Efésios 2, em nosso estado natural corrompido, estamos todos sob o domínio do pecado e do diabo. Seguimos o curso deste mundo. Vivemos "seguindo os desejos carnais, fazendo a vontade da carne e da mente" (versículo 3; ênfase adicionada). Perceba que tanto a mente quanto a carne têm desejos; a carne não é irracional, mas tem gostos e paixões próprios.

Em Romanos 6 e 7, Paulo explica mais claramente o que ele quer dizer com "viver na carne." Ele se refere ao "corpo sujeito ao pecado" pelo qual nós "servimos ao pecado" (Rm 6.6). Na verdade, essa é uma boa definição de *carne*: "o corpo e seus desejos, sob o poder e domínio do pecado e da maldição." Como ele diz em Romanos 6.12, no nosso estado corrompido, o pecado reina nos nossos corpos para que obedeçamos a suas paixões. As pessoas que vivem na carne têm suas paixões pecaminosas estimuladas pela lei de forma que essas paixões estão trabalhando ativamente nos membros do corpo, levando à morte. Conforme ele descreve o conflito interno da alma, ele percebe que o mal e o pecado habitam "em mim" (Rm 7.17). Eles o escravizam (Rm 7.14) e o prendem (Rm 7.23). Ele ilustra as faculdades superiores sendo dominadas pelas inferiores e pelas paixões sob o domínio do pecado.

Antes, eu disse que a frustração do homem em Romanos 7 reflete a condição de um crente durante a antiga aliança; um crente que concorda com a lei santa de Deus sobre o que é bom e correto, mas que está frustrado com suas tentativas de obedecê-la. Agora, podemos completar essa ilustração ao identificar a fonte dessa frustração. O problema para esse santo da antiga aliança é que, embora ele tenha nascido de novo e recebido um novo coração, sua carne ainda está habituada e dominada pelo pecado. Ele sabe o que é correto, mas ele não consegue fazê-lo – ao dizer isso, eu não estou sugerindo que os santos do Antigo Testamento nunca obedeciam a Deus; é evidente que obedeciam. Para usar a ilustração de antes, ele está tentando conduzir um elefante indisciplinado e não adestrado, o qual frustra seus desejos de ir na direção correta. Os impulsos destrutivos do elefante (as paixões corrompidas da carne) subjugam seus esforços para viver em harmonia com Deus e sua lei.

O que muda depois da vinda de Cristo e do derramamento do Espírito? Quando Deus nos dá a plenitude do seu Espírito na nova aliança, ele muda o equilíbrio de poder no conflito entre as faculdades superiores, que agora são governadas pelo Espírito, e as forças inferiores (ou a carne), que ainda mantém os velhos desejos e hábitos. Isso engloba a batalha de Gálatas 5, que eu mencionei no primeiro capítulo. Os desejos do Espírito são desejos das faculdades superiores sob a influência do Espírito de Deus, os quais agora se opõem aos desejos da carne (ou das faculdades inferiores). O elefante ainda é indisciplinado, mas o condutor agora está fortalecido e renovado pelo Espírito onipotente do Deus vivo e, andando pelo Espírito, ele é capaz de adestrar e treinar o elefante.

Juntando as peças

Ainda há muito mais para falar sobre o assunto. Este capítulo foi só um esboço. Por enquanto, deixe-me rapidamente juntar a antropologia e a psicologia para podermos entender melhor o lugar onde a batalha contra o pecado acontece. Esses são os cinco estados da natureza humana e as interações entre os diferentes níveis da mente humana.

1. **No nosso estado original, tudo é bom.** As faculdades superiores da mente comandam as faculdades inferiores e as paixões e, tendo acesso à árvore da vida, os processos automáticos do corpo sustentam a vida do homem indefinidamente. A alma dá vida ao corpo e todas as partes da pessoa humana concordam e cooperam adequadamente. Condutor e elefante cooperam em perfeita harmonia.

2. **Após a Queda, todos os aspectos da nossa natureza estão corrompidos.** A união entre alma e corpo começa a se dissolver, eventualmente levando à sua separação: a morte. Os processos automáticos do corpo ainda funcionam, mas estão infestados por doenças, dores e disfunções. As faculdades superior e inferior (alma e corpo) estão sob o domínio e poder do pecado. Os desejos da carne nos dominam, conforme nossos corpos se habituam ao pecado e à maldição e nossas mentes seguem o rumo que as faculdades inferiores ditam, voluntariamente andando no caminho deste mundo e do diabo. Condutor e elefante estão ambos em rebelião contra Deus.

3. **Sob a antiga aliança, os santos nascem de novo pelas promessas de Deus.** Eles se deleitam na lei de Deus com as faculdades superiores das suas mentes; eles desejam fazer o que é correto. Contudo, as paixões da carne ainda são poderosas e frustram muitas das suas tentativas de obediência. O pecado habita em seus membros e frutifica para a morte. O condutor até concorda com Deus e sua lei, mas o elefante é tão forte que

o condutor frequentemente vive na frustração do que é, na melhor das hipóteses, um impasse, clamando pela libertação do corpo da morte.

4. **Na nova aliança, os santos não somente nascem de novo pela viva e eterna Palavra de Deus, mas eles também são habitados e capacitados pelo Espírito do Deus vivo.** O próprio Espírito de Jesus habita em nós e nos liberta da lei do pecado e da morte, nos permitindo mortificar as obras da carne e resistir à gratificação dos desejos da carne. Ainda há conflito interno. Os desejos da carne ainda estão em guerra contra os desejos do Espírito. O elefante ainda está indisciplinado e habituado a pecar, mas o condutor está fortalecido pela graça, pela qual é capaz de começar a adestrar e treinar o elefante. Nossa transformação somente será imperfeita nesta vida. Mesmo assim, é real e verdadeira, conforme andamos pelo Espírito e crescemos em graça e conhecimento do Senhor Jesus.

5. **Agora, esperamos pela nova criação.** Então, os desejos da carne serão inteiramente restaurados e reordenados. Desejos corrompidos serão completamente removidos. Corpo e alma serão reunidos em harmonia perfeita e a pessoa inteira, mente e corpo, será corretamente orientada para Deus.

Isso é o suficiente para o quadro geral. O próximo capítulo vai descrever alguns dos efeitos da pornografia no corpo e na mente.

68   Mais que uma batalha

Uma palavra aos mentores

Justificação, santificação e união com Cristo

Ao lançar o fundamento bíblico nesses primeiros capítulos, tentei deixar os conceitos o mais acessíveis possível. Contudo, é importante perceber que a diferença entre "posição" e "progresso" (do capítulo 1) é basicamente a mesma que entre o que os teólogos chamam de "justificação" e "santificação." Tradicionalmente, justificação refere-se ao momento decisivo em que nos acertamos com Deus, enquanto santificação refere-se ao crescimento contínuo em santidade ao longo das nossas vidas. Eu acho que não há problema em usar esses termos dessa forma, já que é uma maneira histórica comum de descrever a vida cristã.

A minha razão para não usar esses termos é que há aspectos posicionais e progressivos para justiça e santidade. A Bíblia descreve justificação (ou Deus nos declarando justos) como um ato definitivo no início da vida cristã: "Portanto, agora já não há condenação alguma para os que estão em Cristo Jesus" (Rm 8.1). Somos justificados pela fé e, portanto, temos paz com Deus (Rm 5.1). Porém, a Bíblia também nos alerta para andarmos em justiça e para vivermos vidas justas. As palavras *justificação* e *justiça* traduzem palavras do grego com o mesmo significado na raiz *dik-*. O mesmo é verdade para as palavras *santificação* e *santidade*, que vêm da raiz grega *hagi-*. Paulo fala da nossa santificação no tempo passado (1 Co 6.11), e os autores bíblicos nos exortam a lutar pela santidade (Hb 12.14). Em ambos os casos, há um aspecto posicional, seguido por um aspecto progressivo. Vou apresentar a minha maneira de encaixar as várias figuras de salvação nas Escrituras de forma coerente.

Quando Deus nos salva, a ação fundamental que ele toma é nos unir a Cristo pela fé. A união com o Senhor Jesus crucificado e ressurreto é aquilo em que a salvação *consiste* mais fundamentalmente. Mas, para nos ajudar a entender a maravilha e a glória da nossa união com Cristo, Deus nos dá múltiplas ilustrações e metáforas para revelar o significado do que Cristo fez por nós. Podemos definir a união com Cristo em termos jurídicos. Nós somos culpados e estamos condenados, mas Cristo vive, morre e ressuscita em nosso favor e, portanto, Deus nos declara justos nele. Como resultado, nós saímos do tribunal e buscamos viver vidas justas e piedosas. Ou podemos definir a união com Cristo usando figuras do templo. Deus é santo e, por isso, purifica coisas impuras e separa coisas comuns para uso sagrado. Há uma ação decisiva de limpeza e santificação quando confiamos em Cristo e, a partir de então, o resto das nossas vidas é uma tentativa de viver de forma santa, separados do pecado e do mal. Podemos fazer o mesmo com uma metáfora de família. Deus faz com que nasçamos de novo e, então, buscamos andar fielmente como seus filhos. Ou ele nos adota para sua família (essa é a conversão) e agora andamos como filhos obedientes. Também podemos usar a figura de escravidão e redenção. Éramos escravos do pecado e da morte e Deus decisivamente nos liberta quando nos une a seu Filho. A partir de então, buscamos viver como homens livres, já que foi para a liberdade que Cristo nos libertou. O mesmo é verdadeiro para a salvação: Deus nos liberta da *punição* do pecado (a morte) e depois, ao longo das nossas vidas, gradativamente nos resgata do *poder* do pecado, tudo em antecipação ao dia em que ele vai nos livrar completamente da *presença* do pecado. Em cada uma das metáforas, a fé em Cristo nos leva uma nova *posição* diante de Deus e essa nova posição nos leva a um *progresso* contínuo de conformar nossas vidas à nova realidade.

Quando se trata de explorar o quadro teológico mais completo, eu te encorajaria a usar sabedoria em se tratando de quando mergulhar mais fundo e quanto mergulhar. Os homens que você está tentando ajudar a crescer em piedade e maturidade não precisam entender completamente a teologia mais pesada para começarem a ter progresso. Na verdade, a essa altura, muitos deles só precisam do básico: somos pecadores, Cristo é nosso Salvador e Deus está, de maneira fundamental e decisiva, em nosso favor e nos deu o Espírito Santo para nos capacitar a andar de maneira digna do evangelho. Eles podem começar daí; eles não precisam saber todos os pormenores logo no início.

No entanto, é importante que *você* entenda bem, como a pessoa que busca liderá-los, mesmo que o crescimento em conhecimento e compreensão só venha com o tempo. Nós, pastores, frequentemente pensamos que as pessoas precisam primeiro entender a teoria corretamente para só depois colocá-la em prática. Isso acontece porque pastores costumam amar o pensamento teórico e algumas de suas ovelhas vão avidamente digerir a teoria e depois tentarão vivê-la com sucesso. Mas eu percebi muitas vezes que a clareza no nível teórico vem de tentativas sinceras de obedecer no nível prático. Quando eu tento colocar o pouco que eu sei em prática, eu percebo que eu internalizo o trabalho de Deus em minha vida e o paradigma fica claro. Como George MacDonald disse uma vez: "obediência é o que abre os olhos."

À medida que você for se reunindo com mais homens, eu recomendo dar algumas instruções breves sobre o paradigma mais amplo para mudança, mas sem ficar atolado na teologia. Em vez disso, trabalhe no nível prático. Eu suspeito que eles vão aprender as categorias e distinções apropriadas conforme forem guiados sobre seus usos por um professor sábio. Seu entendimento das raízes bíblicas profundas será percebido no seu aconselhamento e haverá muitas oportunidades para que esses princípios fundamentais apareçam conforme vocês progridem.

4

Apresentando o corpo e renovando a mente

No capítulo anterior, eu mencionei Matthew LaPine, que me ajudou a apreciar a psicologia em camadas na Bíblia. Em certo trecho, LaPine escreve que Paulo faz duas exortações primárias em Romanos 6: uma dirigida à mente e uma dirigida ao corpo. Paulo diz: "considerai-vos mortos para o pecado, mas vivos para Deus, em Cristo Jesus" (versículos 6) e "apresentai os membros do vosso corpo a Deus como instrumentos de justiça" (versículo 13). Em outras palavras, na nossa santificação, há uma dimensão mental (*"Considere a si mesmo de certa forma"*) e uma dimensão corporal (*"Apresente seus membros a um certo poder"*). Precisamos levar "cativo todo pensamento para que obedeça a Cristo" (2Co 10.5) e precisamos esmurrar nossos corpos e torná-los nossos escravos (veja 1Co 9.27). As mesmas duas dimensões aparecem mais tarde em Romanos 12, em que somos exortados a *apresentar nossos corpos* como sacrifício vivo e a ser transformados pela *renovação da nossa mente* (versículos 1-2). Neste capítulo, eu gostaria de explorar essas duas dimensões de pecado sexual (e pornografia, em particular).

Como a pornografia transforma
o corpo em uma arma

Romanos 6 faz uma descrição excelente do efeito do pecado no corpo. O pecado reina sobre o corpo, nos fazendo obedecer às suas paixões (6.12). Nós podemos apresentar nossos membros (isto é, as partes do corpo) ao pecado como instrumentos da iniquidade (6.13, ARA). Essa apresentação do corpo ao pecado tem efeito composto: oferecê-los como escravos à impureza e à iniquidade leva a mais impureza e iniquidade (6.19). O pecado gera pecados mais numerosos e mais profundos.

Em lugar nenhum isso é mais evidente do que no uso da pornografia, que efetivamente transforma o corpo em uma arma. Ao habituá-lo ao pecado, a pornografia o transforma em um inimigo. Nossos corpos se tornam ferramentas e instrumentos nas mãos do pecado e da iniquidade. O pecado se torna nosso senhor e nós nos sentimos como se estivéssemos em dívida com a carne. Por isso, *precisamos* viver de acordo com a carne (Rm 8.12).

As pesquisas mais recentes da neurociência sobre pornografia confirmam a descrição bíblica. Se você quiser mergulhar mais fundo na dimensão corporal, eu incluí algumas referências no final do livro. Por enquanto, eu ofereço um breve resumo.

Basicamente, a pornografia reorganiza as ligações cerebrais. O cérebro possui o que os cientistas chamam de "plasticidade": ele é capaz de ser moldado e de manter essa nova forma com o tempo. A plasticidade cerebral é particularmente alta durante os anos da adolescência. Conforme envelhecemos, nossos cérebros se tornam menos maleáveis. Como muitos homens têm o primeiro contato com a pornografia quando são adolescentes, não é surpresa que eles fiquem viciados e tenham dificuldade de quebrar o hábito conforme envelhecem. O pecado reorganiza as ligações cerebrais de forma que pecar é fácil e obedecer, difícil.

Ver pornografia desencadeia eventos neurológicos, químicos e hormonais que deixam marcas no cérebro. O uso frequente enrijece os caminhos neurais e molda o cérebro de forma que ele tenha vontade de ver pornografia. Claro que isso não acontece somente com a pornografia. Álcool, drogas, videogames, smartphones, comida – tudo isso pode causar esses efeitos, mas a pornografia é, de certa forma, única porque ela é como uma droga de polissubstâncias, o que significa que ela é, ao mesmo tempo, um estimulante (que causa um pico de dopamina, como a cocaína) e um calmante (que causa uma liberação de opiáceos, como a heroína). Não vou entrar em todos os detalhes; confira os artigos no apêndice para mais informações. Mas é útil ver como a euforia da pornografia e sua relação com o orgasmo e o declínio que ocorre em seguida a faz atuar como uma droga potente e viciante.

A euforia é causada primariamente pela dopamina, que é liberada quando vemos imagens sexuais e ficamos excitados. Novidades liberam dopamina excessiva e é por isso que muitos homens não tentam alcançar o orgasmo rapidamente, mas se demoram, procurando imagem atrás de imagem. Um tipo de "vício por excitação" se instala quando os homens vasculham em busca da imagem perfeita. É basicamente o equivalente da pornografia às carícias preliminares da intimidade sexual. Com cada nova imagem, a dopamina vai ao pico.[4]

---

4 Cientistas identificaram um fenômeno chamado "efeito de Coolidge", no qual mamíferos machos (incluindo humanos) têm o interesse sexual renovado quando novas parceiras sexuais aparecem. A pornografia basicamente fornece novas "parceiras" sexuais sem fim e, assim, propiciam infinitos picos de dopamina e vício por excitação.

O declínio é causado principalmente por opiáceos liberados através do orgasmo. É por isso que nos sentimos cansados e relaxados depois do sexo. Mas esses opiáceos, junto à liberação de noradrenalina antes do orgasmo, também têm outro efeito: esses hormônios e substâncias químicas são responsáveis por guardar a memória do que causou a sensação eufórica. Basicamente, eles tiram uma foto neurológica do que estava acontecendo quando a sensação de prazer aconteceu. Ao fazer isso, eles nos prendem ao objeto que causa o orgasmo.

Não é difícil ver os propósitos de Deus para esse tipo de mecanismo. O sexo foi pensado para ser a consumação da união em uma só carne entre marido e mulher. Deus quis que essa foto neurológica fosse tirada quando um marido faz amor com sua mulher para que os dois estejam mais intimamente unidos. Os orgasmos têm o propósito de fortalecer os laços do casamento.

Mas compare as diferentes fotos que são tiradas quando um homem faz amor com sua mulher e quando ele vê pornografia. Na primeira, ele tem a presença da esposa. É uma experiência holística que envolve todos os cinco sentidos. Há uma conexão emocional entre eles. Pode ser que eles tenham tido um encontro antes. O cérebro se lembra dessas circunstâncias como as ocasiões para o prazer do orgasmo. Em contrapartida, quando um homem vê pornografia, ele está sozinho no escuro. Ele é um espectador, assistindo outras pessoas se envolvendo em atividade sexual. Ele está clicando com o mouse, digitando no computador ou tocando em numa tela. Não há conexão emocional com outro ser humano. Assim, quando ele tem um orgasmo, o cérebro dele se lembra de "computador, escuro, sozinho, esfregando, apertando."

O efeito disso é habituar o homem a ser atraído à pornografia sempre que ele se encontrar em circunstâncias semelhantes. Quando ele se senta diante de seu computador sozinho no escuro, mesmo que ele não tenha intenção de ver pornografia, o elefante fica inquieto. Assim como o cão de Pavlov, ele foi condicionado a responder a certos estímulos. Paralelamente, um homem que treinou seu corpo para a pornografia pode ter dificuldade de ficar e se manter excitado quando se relaciona com sua esposa. Ela não fornece as novidades infinitas às quais ele se condicionou. Assim, o pecado se torna fácil, e relacionamentos reais ficam difíceis.

Tudo isso já é ruim o suficiente, mas aí você adiciona a lei de redução de retornos. A novidade inevitavelmente perde o encanto, e, então, o homem precisa encontrar novidades melhores, o que eventualmente leva a mais corrupção e perversão para conseguir as doses de dopamina. C. S. Lewis descreve como isso "diminui o prazer ao mesmo tempo que aumenta o desejo."[5] É por isso que homens tendem a progredir de pornografia leve para pornografia pesada e depois para miríades de formas de sexualidade crescentemente perversas, e a acessibilidade e o anonimato inerentes à pornografia moderna estão exacerbando tudo isso.

Pecados sexuais sempre estiveram presentes. No mundo antigo, um homem poderia visitar um bordel ou uma prostituta cultual para conseguir imoralidade sexual. Sessenta anos atrás, um homem que queria ver pornografia poderia ir a uma loja e comprar de outro ser humano (cujos olhos ele poderia tentar evitar) uma revista com um número limitado

---

5 C. S. Lewis, *Cartas de um diabo a seu aprendiz* (Rio de Janeiro: Thomas Nelson Brasil, 2017), p. 136.

78 Mais que uma batalha

de imagens. Mas hoje há uma oferta infinita de imagens e vídeos nos bolsos de todo mundo e acessá-los não requer absolutamente nenhuma interação humana. O problema da pornografia moderna é novo por causa da sua capacidade de entregar novidades sem fim, em qualquer lugar e com total anonimato (ao menos aparentemente). Por causa desses fatores, não é surpreendente que a pornografia seja tão viciante no mundo moderno.

E as suas consequências são devastadoras.

Desde a disfunção erétil induzida pela pornografia, que nos rouba da intimidade conjugal, até a vergonha e o horror esmagadores causados pela crescente corrupção das imagens pornográficas. Desde o isolamento e a solidão vindos de nosso senso de vergonha até a apatia e a preguiça, que nos entorpecem para a beleza e para a bondade do mundo, culminando em um senso de desesperança sobre o futuro – a devastação é real e inconfundível.

Aqui está a conclusão: a pornografia cria sulcos no cérebro, enrijecendo os caminhos neurais e condicionando o corpo para tornar o uso da pornografia fácil e a obediência, difícil. Nossos corpos se tornam instrumentos da iniquidade e da impureza. Muitos homens tiveram anos de habituação ao uso de pornografia, desde seus anos de formação na infância e na adolescência. Seus elefantes desenvolveram gosto pela novidade infinita da pornografia e seus condutores começaram a ficar desiludidos e a perder a esperança de qualquer possibilidade de mudança.

Um último comentário: tudo que eu disse são explicações de por que a pornografia é tão viciante e difícil de superar, mas explicações *não são* desculpas. A neurociência pode ajudar a *explicar* o pecado, mas nunca pode dar *desculpas* para ele.

Explicações devem produzir compaixão em nós (especialmente por quem foi exposto à pornografia ainda muito jovem ou por quem começou a ver pornografia como resultado de abusos sexuais ou traumas). Explicações também podem criar paciência em nós, já que reconhecemos como é difícil conduzir um elefante indisciplinado. Ao mesmo tempo, considerando as várias camadas da sua própria luta, cuidado com a tentação de absolver a si próprio da responsabilidade. Para a maioria de nós, nossas escolhas transformaram nossos corpos em armas e os viraram contra nós como inimigos. Podemos estar em um buraco, mas fomos nós que o cavamos.

Mais importante, porém, é que entender a dimensão corporal da luta pode também nos dar esperança. A pornografia reorganiza as ligações cerebrais, mas, como veremos nos capítulos seguintes, pela graça de Deus, é possível organizá-lo mais uma vez.

Renovando a mente

Um corpo transformado em arma é somente um lado da equação. O uso da pornografia não afeta somente o corpo, mas também corrompe a mente. A trajetória do pecado em Romanos 1 é que Deus nos entrega a desejos ardentes do coração, paixões desonrosas e uma mentalidade condenável. Paulo ecoa esse sentimento em Efésios 4, onde ele descreve gentios descrentes como aqueles que andam "em pensamentos fúteis, obscurecidos no entendimento, separados da vida de Deus pela ignorância e dureza do coração" (4.17-18). Em seguida, ele relembra aos leitores o que significa seguir a Cristo – que eles se despiram do velho homem, com seus desejos maus

80   Mais que uma batalha

e enganadores, se revestiram do novo homem e estão sendo renovados no espírito das suas mentes (4.20-24).

Quando se trata de pecados sexuais, nós nos tornamos especialmente pervertidos na nossa visão do homem, da mulher e do sexo. Então, uma parte significante de ser renovados nos espíritos das nossas mentes é aprender a ver essas três realidades fundamentais corretamente.

Homens e mulheres à imagem de Deus

Homens e mulheres são feitos à imagem de Deus. Nós refletimos Deus e o representamos no mundo. Ser feito à imagem de Deus significa que nós temos um chamado ou uma vocação particular no mundo. Em Gênesis 1.28, Deus dá à humanidade uma missão: ser frutífera, multiplicar-se, encher a terra, subjugá-la e exercer domínio sobre seus habitantes.

Deus divide a raça humana em macho e fêmea para cumprirem melhor essa missão. Essa é nossa identidade fundamental na criação: somos filhos e filhas de Deus, carregando sua imagem. Essa identidade fundamental significa que homens e mulheres têm dignidade e valor incríveis. Assim como Deus e os anjos, somos pessoas, feitas para conhecermos a nós e aos outros e, finalmente, conhecermos ao nosso Criador.

Embora homens e mulheres carreguem a imagem de Deus e sejam chamados para sua missão, nós a cumprimos de maneiras distintas, que são adequadas para homens ou para mulheres. Há uma assimetria, uma complementaridade, entre homens e mulheres. Somos diferentes um *do* outro e um *para* o outro. A Bíblia nos instrui sobre essas diferenças nos contando a história de como Deus nos fez em Gênesis

1-2. Essa história forma a maneira como deveríamos nos ver como homens e mulheres, e autores bíblicos posteriores confirmam que essa história tem relevância duradoura para como vivemos hoje.

O que aprendemos em Gênesis 1 e 2 (e nas partes posteriores da Bíblia que se baseiam nessa parte)? Aprendemos que homens e mulheres são incompletos sem o outro, incapazes de cumprir a missão sozinhos; não é bom que o homem fique só (Gn 2.18). Aprendemos que Adão foi formado primeiro e depois Eva, tornando ele o cabeça da sua esposa. Aprendemos que a mulher foi feita *a partir* do homem, já que Deus a fez da costela de Adão. Aprendemos que a mulher foi feita *para* o homem de forma que o homem não foi feito *para* a mulher (1Co 11.9). Por fim, aprendemos que o homem e a mulher são mutuamente dependentes; a mulher foi feita do homem, mas agora todo homem nasce de uma mulher (1Co 11.12).

Isso significa que os homens precisam ser lembrados da sua liderança dada por Deus e do seu chamado para exercê-la fielmente. Embora nem todo homem seja o cabeça de toda mulher, o homem é o cabeça da mulher. Essa posição assume várias formas em vários relacionamentos – às vezes, em um relacionamento formal, como o casamento, e, outras vezes, no vasto espectro de relacionamentos informais entre homens e mulheres. A liderança fiel significa que os homens fornecem estabilidade, provisão e proteção enquanto cumprimos a missão de Deus juntos. O homem deve tomar a iniciativa, guardar e proteger quem está sob seus cuidados e instruí-los nos caminhos de Deus. Em resposta a isso, a mulher é descrita como a auxiliadora adequada para o homem, ajudando-o no seu chamado divino compartilhado. No casamento, embora o marido seja o cabeça, Deus criou uma esposa para influenciar seu marido para o bem, fornecendo-lhe sabedoria, conselhos e inspiração, submetendo-se alegremente à autoridade dele. A mulher é a glória do homem, sua coroa e brilho, e a força dele é para ajudá-la a brilhar. A figura bíblica sempre me lembra da dança dos noivos em um casamento, em que o homem conduz e a mulher o segue. Ele a guia com gentileza e cuidado pela pista de dança. Mesmo assim, todos os olhos estão nela. Ela é a glória da dança.

Em Gênesis, Deus divide a raça humana em homem e mulher para poder uni-los de novo. A mulher é tirada do homem e então trazida para ele a fim de que se tornem uma só carne. O sexo é a consumação dessa união e foi criado para a frutificação. A frutificação começa com o casal junto, conforme crescem em conhecimento um do outro. O eufemismo bíblico comum para a união sexual é "conhecer." Adão *conheceu* sua esposa. O sexo trata de conhecer e ser conhecido. O sexo une marido e mulher e depois frutifica — primeiro com filhos, que são o fruto do ventre e a glória do casamento; depois, produz famílias inteiras; depois, sociedades; e, depois, civilizações. A intimidade conjugal e a procriação são os objetivos bons e corretos do sexo.

Como a pornografia corrompe nossa visão do homem, da mulher e do sexo

Contudo, essa visão do homem, da mulher e do sexo está completamente em desacordo com o padrão deste mundo, e a pornografia nos conforma com esse padrão.

Em vez de ver mulheres como pessoas, ajudadoras, glória do homem e imagem de Deus, a pornografia nos apresenta mulheres como objetos de consumo e degradação. Em vez de considerar os homens pessoas, protetores, provedores e imagem de Deus, a pornografia os transforma em feras devoradoras. Ela nos leva a uma busca por intimidade falsa, já que as pessoas que deveriam se unir nos laços do casamento, da família e da sociedade estão, em vez disso, isoladas uma da outra em casulos de prazer egoísta e corrupto.

Todas as mulheres que participam da pornografia estão sendo usadas, exploradas e abusadas. De certa forma, a pornografia é um abuso sexual socialmente aceitável. Se você visse uma mulher sendo sexualmente abusada em um beco, você não pararia para se masturbar. Se você acha essa ideia repulsiva, pergunte a si mesmo por que colocar uma tela entre você e essa exploração seria menos ruim. Homens maus e perversos estão roubando sua glória, arrastando-a pela lama, e, ao consumir isso, você também a explora ainda mais e desumaniza a si mesmo.

Tudo isso além do fato inegável de que muitas pessoas envolvidas na pornografia que você é tentado a consumir são vítimas de tráfico sexual. Mesmo uma mulher que participa voluntariamente faz isso porque acredita em mentiras ou porque está tão ferida que ela alivia a dor através da exploração sexual. Lembrar-nos de novo e de novo que homens não são feras e que mulheres não são objetos é central para renovação das nossas mentes. Somos pessoas feitas à imagem de Deus, chamadas para frutificação duradoura; a pornografia é inerentemente estéril e inerte.

Porém, tragicamente, é uma esterilidade que se espalha. Homens que estão viciados em pornografia começam a ver todas as mulheres através de uma lente pornográfica. O uso da pornografia não fica isolado; ele afeta outros relacionamentos,

84   Mais que uma batalha

incluindo o relacionamento entre marido e mulher. Um pastor amigo meu certa vez escreveu que pornografia é material de educação sexual escolhido por mentirosos e incompetentes. O leito conjugal deve ser imaculado e Paulo exorta os tessaloni- censes a se afastarem da imoralidade sexual e a aprenderem a manter seus corpos em santidade e honra, não na paixão dos desejos, como os gentios que não conhecem a Deus (1Ts 4.3-5). Isso significa que não devemos ser ensinados pela pornografia, mas, infelizmente, homens demais o são e estão levando esse ensinamento para o leito conjugal. A pornografia molda seus desejos e gostos.

Muitos homens jovens entram no casamento com as falsas expectativas criadas pela pornografia. Eles acham que mulhe- res são apenas homens com corpos femininos e que mulheres desejam sexo da mesma maneira que homens corrompidos e ímpios. Eles entram no casamento com expectativas corrompi- das e acham que suas esposas são quem têm algum problema por não aceitarem fazer as tolices que eles aprenderam com a pornografia. Eles percebem que, para ficarem excitados, eles precisam pular mentalmente entre a mulher na frente deles e as fantasias pornográficas gravadas em suas memórias. Alguns se conformam e aceitam isso. Outros desabam de vergonha quando descobrem que casar não consertou o problema da pornografia. Na verdade, ao envolver outra pessoa, o problema da pornografia ficou ainda mais devastador.

E isso é antes de considerar os efeitos sobre as crianças em casa. Se você quiser ler uma reflexão dolorosa e séria sobre a devastação da pornografia, procure um poema chamado "I Looked for Love in Your Eyes" [Eu procurei por amor em seus olhos]; Tim Challies o postou alguns anos atrás depois que ele escreveu seu livro sobre pecados sexuais. No poema, uma mulher descreve de maneira comovente sua angústia quando ela se depara face a face com o vício do marido e com a forma como esse vício o mortificou por dentro. Ele não faz amor com ela; ele faz ódio com ela, e isso destrói a intimidade entre eles. E essa não é a pior parte. Eu não consigo segurar as lágrimas quando ela descreve seus sentimentos no momento em que seus filhos pequenos descobrem as imagens no computador do pai.

Este capítulo foi desanimador de escrever. Suspeito que foi desanimador de ler. Certamente, muito mais poderia ser escrito sobre os efeitos e devastação da pornografia nos nossos corpos, nas nossas mentes e nos nossos relacionamentos. Quando consideramos como nossos corpos foram transformados em armas e como nossos cérebros foram sequestrados; quando consideramos como a pornografia nos ensina a vermos mulheres como objetos de consumo e nos transforma em feras guiadas pela culpa, que devoram imagem atrás de imagem, cobrindo o bom presente de Deus que é a intimidade sexual com camadas de vergonha; quando sentimos o peso da acessibilidade, da facilidade e do anonimato da pornografia, é fácil se sentir sem esperança e sobrecarregado. Então, a essa altura, eu quero dizer para você da maneira mais clara possível: *há esperança.*

Jesus é real e ele é poderoso para salvar. O chamado de Deus para você é considerar a si mesmo como morto para o pecado e vivo para Deus, ser transformado pela renovação da sua mente e apresentar os membros do seu corpo como instrumentos de justiça. Ele te deu o Espírito dele para tornar tudo isso possível.

Agora, você tem um entendimento básico da vida cristã. Posição e depois progresso. Vida e depois estilo de vida.

86 Mais que uma batalha

Conversão e depois conduta. Você tomou alguns passos iniciais para criar espaço ao deixar a fera passando fome. Suas barreiras artificiais estão no lugar e, se o Senhor permitir, você está começando a desenvolver hábitos de confissão para Deus, para outros homens e para sua esposa (se você tiver uma). Agora, você tem um mapa básico do campo de batalha – seu corpo e sua mente, que foram devastados pelo pecado. O próximo passo é explorar a natureza da guerra e começar a lutar.

Uma palavra aos mentores

A presença evangélica

Aprender a andar pelo Espírito é uma questão de ter a base correta, o ambiente correto e as estratégias corretas. Como mentor e líder, você obviamente tem um papel a cumprir no cultivo de tudo isso. Contudo, você tem um papel especial a cumprir na criação do ambiente correto para crescimento e progresso, um ambiente que afaste a desesperança que tão frequentemente marca essa luta. Em minha experiência, o fator fundamental na criação do ambiente correto para ação intencional, prestação de contas real e hábitos saudáveis de confissão são sua presença e seu comportamento como o pastor, mentor ou conselheiro. Eu chamo isso de "presença evangélica."

Com *evangelho*, refiro-me simplesmente às boas-novas pelas quais, como pecadores, somos abraçados e aceitos por Deus por causa do que Jesus fez por nós. Ele viveu a vida que nós não podíamos viver. Ele sofreu a morte que nós deveríamos ter sofrido e Deus o levantou dos mortos, triunfando sobre o pecado e a morte. Fora de Jesus, não há esperança. Em Jesus, temos uma viva esperança.

Com *presença*, refiro-me a haver um jeito de ser, uma orientação para a vida, para a realidade e para outros, uma atitude fundamental que emana do centro de quem você é que dá forma e cor a tudo que você faz. A maneira como você se porta. A aura que você demonstra. A impressão que você dá. É isso que quero dizer com "presença". A presença evangélica é crucial para criar o ambiente correto para lidar com qualquer pecado, especialmente pecados sexuais.

88   Mais que uma batalha

Como a presença evangélica é mais sobre a forma como alguém se porta do que seguir uma série de ações, é difícil defini-la. Contudo, eu percebi que Colossenses 3.1-17 é uma boa passagem para entender a ideia. Aqui estão seis aspectos da "presença evangélica" nessa passagem:

1. A presença evangélica começa pensando em Cristo (Cl 3.1-2). Coloque sua mente e suas afeições nele. Oriente sua vida por Cristo, que é sua vida. Ele é o sol e tudo em sua vida orbita ao redor dele.

2. A presença evangélica significa vestir o novo homem (Cl 3.9-10). O contraste fundamental é entre o velho homem (Adão), que se rebelou contra Deus, e o novo homem (Jesus), que confiou e obedeceu completamente e foi a imagem perfeita de Deus. A presença evangélica significa que você "veste" o novo Homem, que você se "reveste" de Jesus. Uma boa metáfora seria que você deve vestir Jesus como uma capa. Algumas práticas fluem dessa presença. Há um velho homem com suas práticas e um novo homem com suas práticas. Há práticas que vêm com o Adão pecaminoso e que concordam com ele e há práticas que vêm de Cristo e que concordam com ele. Você não pode agir se não vestir a presença.

3. A presença evangélica significa que você é fundamentalmente definido pelo amor de Deus no evangelho. "Então, como *santos e amados* eleitos de Deus, revesti-vos..." (Cl 3.12, ênfase adicionada). Há características e qualidades que você veste e pratica porque você é santo e amado por Deus. Ele

define você: "pela graça de Deus, sou o que sou" (1Co 15.10). Sua graça é o que faz de você quem e o que você é. A presença evangélica significa que o amor e a graça de Deus definem você e, lá no fundo, você sabe disso.

4. A presença evangélica significa que você é dominado pela paz de Cristo (Cl 3.15). Você é firme, estável, constante e inabalável. Você não é lançado de cá para lá. Quando vêm as tempestades, você está plantado na rocha. Quando o caos irrompe, a paz de Deus ainda reina em seu coração. Um tipo de estabilidade e segurança vem de saber que você é amado por Deus, definido pela graça, orientado por Cristo, revestido com o novo homem.

5. A presença evangélica significa que a palavra de Cristo habita em você ricamente em toda sabedoria (Cl 3.16). Não apenas que você lê sua Bíblia, mas há uma riqueza, uma plenitude, um poder da Palavra na sua vida. O Espírito de Deus está em você e as pessoas ao seu redor sentem: "aqui está uma pessoa que esteve com Deus." A presença evangélica significa que você tem a sabedoria para conectar a Palavra de Deus à vida de maneira que gere frutos.

6. A presença evangélica significa que todas as suas práticas são feitas "em nome do Senhor Jesus" (Cl 3.17). Suas ações levam o nome dele; elas testificam dele, apontam e atraem a atenção para ele.

Nos próximos capítulos, eu vou desenvolver mais importância da presença evangélica. Por enquanto, quero apenas enfatizar que seu descanso e esperança no evangelho são cruciais para ajudar outros a resistirem ao desespero e à desilusão.

5

A guerra mais longa

Nos próximos capítulos, eu quero começar a falar sobre aspectos mais importantes oferecendo algumas reflexões sobre a natureza da batalha contra pecados sexuais. Clareza sobre isso é crucial para sua luta.

Minhas próprias falhas como estudante do ensino médio e da faculdade aconteceram devido, em grande parte, a uma visão estreita e simplista de como essa batalha funciona. Um dos marcos cruciais na minha luta foi ouvir David Powlison dar uma palestra sobre lutas contra pecados sexuais em uma conferência em 2004. Ele me deu uma visão muito mais completa e clara da luta, a qual, quando combinada com a mentoria sábia do meu pastor, uma hora levou a padrões de pureza e santidade que eu não achava serem possíveis.

Por anos, eu incorporei os conhecimentos de Powlison no meu próprio aconselhamento e ensino, usando-os para estruturar minha abordagem conforme eu a aplicava de várias maneiras. Alguns anos atrás, aquela mensagem de conferência foi expandida para um livro chamado *Fazendo novas todas as coisas: restaurando a esperança para traumas sexuais*.[6] É uma fonte fantástica, que lida com pecados e sofrimento sexual

---

6   São José dos Campos: Fiel, 2019.

e é dirigida a homens e mulheres. Se você está procurando por uma fonte adicional, esse é um bom livro para começar.

A seguir, vou seguir vagamente a estrutura de Powlison e mencionar algumas das suas descobertas, enquanto complemento as ideias dele e as aplico da minha própria maneira. Esta é a ideia básica dele: guerrear contra pecados sexuais de maneira fiel e frutífera significa que devemos reconhecer que é uma guerra mais longa, ampla, profunda e sutil do que parece.

Resoluções reativas *versus* determinação estável

Começando com a guerra mais longa. Todos queríamos que fosse possível simplesmente estalar os dedos e ficar livres do pecado. Pecados sexuais em particular nutrem um tipo de impaciência frustrada e desanimadora. Quando eu estava afundado até o pescoço com pornografia na minha adolescência, eu me lembro de fazer resoluções reativas regularmente sobre como eu mudaria dali em diante. Eu via pornografia e, depois de me remoer na culpa um pouco, eu emergia do buraco e pronunciava Jó 31.1 confiantemente sobre minha vida: "Fiz um acordo com os meus olhos de não cobiçar moça alguma." A intensidade dessa declaração só era comparável à vergonha e desânimo que eu sentia quando eventualmente quebrava esse acordo.

Eu não estava pronto para lutar por um longo tempo. Eu queria um conserto rápido. Eu não acho que realmente entendia que a santificação iria levar o resto da minha vida e que seria difícil de verdade. Eu também não tinha ideia de que a guerra mais longa era o projeto de Deus. Ele busca persistência e não há atalhos para isso. Persistência *é* fidelidade ao longo de muito tempo, diante de desafios aparentemente invencíveis. Como diz um amigo meu: "Deus quer homens que possam lutar contra legiões de *orcs* por toda a Terra Média e a única maneira de conseguir homens assim é fazer com que eles lutem contra legiões de *orcs* por toda a Terra Média." Mas meu eu adolescente não sabia nada disso.

Desde então, eu tenho me tornado cada vez mais consciente de que a santificação progressiva é uma jornada para a vida toda e é uma jornada acidentada. Eu sempre sou encorajado pelas palavras de Isaías 40.28-31:

> Não sabes? Não ouviste que o eterno Deus, o Senhor, o Criador dos confins da terra, não se cansa nem se fatiga? O seu entendimento é insondável. Ele dá força ao cansado e fortalece o que não tem vigor. Os jovens se cansarão e se fatigarão, e os moços cairão, mas os que esperam no Senhor renovarão suas forças; subirão com asas como águias; correrão e não se cansarão; andarão e não se fatigarão."

Homens jovens se cansam e se fatigam. Ficamos exaustos e esgotados pela vida e pelas tentações, mas Yahweh, não. Ele é o Deus eterno, o Criador e Sustentador de tudo e não somente ele não se cansa e não se fatiga, mas ele *dá* força para nós quando estamos cansados e afadigados. Na nossa fraqueza e desânimo, ele derrama em nós sua graça e seu poder. Ao esperarmos nele, percebemos que nossa força é renovada.

Perceba as três "velocidades" no último versículo. Às vezes, voamos como águias pelos céus graciosos. Santidade, amor e graça fluem de nós como água de uma fonte. Às vezes,

94   Mais que uma batalha

corremos, com os braços ritmados conforme seguimos rapidamente na estrada para a santidade. Às vezes, andamos, nos arrastando fielmente enquanto tentamos não invejar nossos irmãos que estão voando e correndo. E, embora o texto não mencione, às vezes simplesmente engatinhamos na direção certa, nos esforçando a cada centímetro em direção à cidade celestial.

Este é o objetivo principal: continuar se movendo em direção à nova Jerusalém. Não desistir. Não se entregar. A santificação é uma jornada longa e nossa direção é mais importante que o nosso ritmo. Deixe-me dizer isso de novo: *nossa direção é mais importante que o nosso ritmo*. Não importa o quanto estamos indo rápido; o que importa fundamentalmente é que estamos indo em direção a Jesus.

Falando na prática, isso significa lembrar que você não vai chegar aonde quer se não começar de onde está. Isso significa que você precisa ser honesto sobre onde você está. Muito mais vezes do que deveríamos, queremos levantar espiritualmente 150kg no supino quando mal somos capazes de levantar a barra. Colocar expectativas impossíveis para o que você é capaz de fazer agora é simplesmente uma receita para frustração, desânimo e desespero. Em vez disso, precisamos começar de onde estamos, não de onde queríamos estar.

A armadilha da maratona e a traiçoeira possessividade da vergonha

O parágrafo anterior pode fazer parecer que eu estou dando permissão para pecar. Não estou. Em vez disso, estou tentando ter consciência de um tipo particular de tentação. É a tendência de estabelecer reativamente expectativas irreais e tentar mantê-las pela sua própria força de vontade, somente para ser esmagado quando você falhar. Nós *nunca* temos permissão para pecar, mas reconhecer corretamente a realidade do pecado interior e a necessidade de uma obediência duradoura na mesma direção significa que nós não seremos destruídos pecaminosamente pelas nossas falhas.

Em outras palavras, reconhecer que se trata de uma guerra mais longa contra pecados sexuais é uma maneira de fugir da armadilha da maratona. Essa é uma das primeiras estratégias do diabo nessa área. Primeiro, ele nos tenta para pecarmos sexualmente: ver pornografia, masturbar-se etc. Ele nos atrai com promessas de prazer através do orgasmo. Depois, assim que cedemos, ele se volta contra nós e nos golpeia com nossas falhas. Ele passa de tentador para acusador. Da sedução para a condenação. "Você é um fracasso. Você nunca vai sair dessas correntes. Você pertence a elas." Isso é tanto condenação quanto outra tentação; é outra camada para o enredo. Quando andamos em santidade por um tempo, Satanás nos tenta por sedução. Quando falhamos, ele nos tenta através de derrotismo e vergonha. Quando estamos rolando na vergonha do fracasso recente, somos mais propensos a pecarmos de novo. Dizemos a nós mesmos: "Eu já estraguei tudo. Vou estragar logo de vez." Assim, uma falha se transforma em uma maratona de pornografia.

Um conselheiro amigo meu se refere a isso como a "traiçoeira possessividade da vergonha." Geralmente, não percebemos que estamos presos em poderosos ciclos de vergonha. Procuramos pornografia não somente por causa do prazer passageiro do pecado, mas porque agir sexualmente reforça inconscientemente nossa identidade movida pela vergonha, identidade essa que nem percebemos que temos. Essa identidade pode vir de experiências formativas na infância, de relacionamentos distorcidos e corrompidos com os pais e de outros aspectos incontáveis das nossas vidas. Podemos não estar conscientes de como a vergonha influencia nossos padrões de comportamento, mas não se engane; ela frequentemente influencia. A vergonha é possessiva. Em suas mãos, sentimos como se o pecado fosse nosso dono, como se fôssemos devedores para a carne, como se ver pornografia fosse uma obrigação doentia. Assim, continuamos presos em confusos e envergonhados ciclos de maratonas de pornografia.

Eu suspeito que, para alguns de vocês, isso é imensamente relevante. Desde que você começou a ler este livro, pode ser que você já tenha visto pornografia e se masturbado. Suas altas esperanças iniciais deram lugar à realidade de que a tentação ainda é muito poderosa e você ainda é muito fraco. Portanto, você deve lembrar-se que essa é uma guerra mais longa, com muitas batalhas.

Para alguns de vocês, a batalha atual é evitar rolar na sua culpa e, em vez disso, cultivar novos padrões de arrependimento. Sem dar desculpas pelo seu pecado, você deve aprender a atravessar o fracasso. Isso significa que, quando você falhar miseravelmente, você deve se arrepender completamente, buscar perdão sinceramente, fazer a reparação rapidamente, fazer ajustes estratégicos sabiamente e seguir em frente. Não fique parado.

É aqui que um mentor sábio e piedoso é tão crucial. O trabalho dele é trazer esperança e coragem para o buraco de culpa e vergonha. Ele deve ser um modelo do seu objetivo. É importante que você veja a piedade como possível e acredite que você pode chegar lá, sabendo que alguém se importa profundamente com você e está disposto a andar mil quilômetros com você na jornada da santidade. Porém, mesmo aqui devemos ficar atentos para uma tentação particular. A santidade do seu mentor pode se tornar mais um jugo para você quando você falhar, pois você pode se sentir tentado a afundar no lamaçal do pecado ao perceber o quão longe você ainda tem de ir.

Então, lembre-se de que não há virtude em se remoer na sua vergonha e fracasso. Jesus morreu para quebrar o ciclo de impureza. Paulo diz que a culpa que não vem de Deus leva ao desespero e à morte, mas o arrependimento leva à restauração e à vida. Mesmo que você tenha falhado nas últimas 24 horas, você ainda tem uma escolha. Você pode ser o filho pródigo no chiqueiro, comendo as alfarrobas e dizendo para si mesmo: "Eu já estou comendo isso, então vou continuar comendo." Ou você pode se levantar e começar a andar de volta para a casa do Pai. Lembre-se: nunca é errado ser o filho pródigo voltando para casa. Seu Pai *sempre* está pronto e desejoso por te receber com um abraço apertado, um manto magnífico e uma festa que você não vai esquecer.

Uma nota final: embora reconhecer que essa é uma batalha para a vida toda deva aliviar certo tipo de pressão e expectativa, também pode ser incrivelmente desanimador. Alguns de vocês podem estar pensando: "Eu mal consigo resistir contra a pornografia por uma semana. Eu não tenho a força de vontade para resistir por setenta anos!" Isso é verdade; você não tem. Mas Deus não está chamando você para resistir por setenta anos neste minuto; ele está chamando você para resistir *hoje*. Para resistir *agora*. Fé e obediência sempre são realizadas no presente e é por isso que Deus nos dá novas misericórdias a cada manhã e nos exorta para não ficarmos ansiosos sobre o

98   Mais que uma batalha

amanhã porque o amanhã trará suas próprias preocupações. Basta a cada dia seu próprio mal (Mt 6.34).

Deus não nos dá graça em barris de duzentos litros que podemos guardar no porão. Ele nos atrai de novo e de novo de volta à fonte. Ele nos dá o pão diário. Como diz o velho hino, "eu preciso de ti *a cada hora*." Então, ao reconhecer que estamos numa guerra mais longa, não perca a vista do momento presente, do sacrifício presente, do ato presente de fé e obediência. E o mais importante: não perca a vista de Deus, nosso Pai amoroso e fiel e nosso socorro bem presente na angústia (Sl 46.1).

Uma palavra aos mentores

Estabilidade compassiva e hostilidade focada

Continuando o tema da presença evangélica, precisamos reconhecer que o primeiro passo para lidar com o pecado profundamente enraizado é a confissão direta e honesta. Você não pode mortificar um pecado que você não confessa. Pecados escondidos matam cristãos porque eles estão escondidos e a sua presença evangélica como pastor ou mentor é para criar um ambiente que convide homens a confessarem seus pecados, serem honestos sobre suas lutas e superarem a aversão natural que eles têm a expor sua vergonha. Em outras palavras, a presença evangélica tem como objetivo criar um ambiente que seja seguro para os pecadores, mas não para o pecado. Essa é a frase chave: seguro para pecadores, não para o pecado. Eles são bem-vindos; o pecado deles não é. Há dois aspectos chave da presença evangélica que são importantes para criar esse ambiente. O primeiro é o que chamo de *estabilidade compassiva*.

Estabilidade compassiva significa que visamos diminuir a escala da situação ao nos inclinarmos em direção à impureza maratonada. Frequentemente, homens que estão arrasados pelos pecados sexuais estão cheios de vergonha, de medo da exposição, de ansiedade sobre o futuro e de desesperança sobre a possibilidade de mudança. Eles pensam: "Se eu admitir audivelmente o que eu fiz ou vi ou pensei, todo mundo vai ficar tão enojado de mim que vão me rejeitar." Esses tipos de emoções podem oprimir o desejo de um homem de ser honesto sobre sua luta. Então, a estabilidade compassiva da presença evangélica é para acalmar o fragilizado, ansioso e exausto pecador.

A estabilidade compassiva se inclina em direção à sujeira. Seu objetivo é comunicar que Deus está *a favor* deles e *com* eles através do fato de que você mesmo está *a favor* deles e *com* eles. Essa estabilidade e calma não são estoicas; você deveria sentir profundamente pelos homens no seu grupo, mas suas emoções estão, pela graça de Deus, sob seu controle, a fim de que você possa intencional e compassivamente os abraçar em meio ao pecado deles. Pecadores fragilizados precisam saber que você não vai se afastar por horror a eles, não importa o que eles confessem. Eles precisam sentir que você (e, portanto, Deus) está *com* eles e está fervorosamente comprometido com o bem deles.

Estabilidade compassiva é especialmente importante para nomear de maneira correta os pecados. Estabilidade compassiva é o que leva a confissão de "eu tenho lutado contra a luxúria" para "eu tenho tido fantasias de estupro", ou "eu vi pornografia infantil", ou "eu comecei a me excitar com pornografia homossexual." Eufemismos nos mantêm no nível superficial; os homens continuam a ser oprimidos pela culpa e pela vergonha por causa das especificidades das suas luxúrias. Quando eu faço sessões de luta contra o pecado sexual na minha igreja, eu sempre faço questão de nomear possíveis pecados específicos. Eu digo algo como: "Você precisa saber que os pastores desta igreja não têm medo do seu pecado. Estamos a favor de vocês porque Deus está a favor de vocês e não importa quão escura é sua escuridão. Sejam fantasias de estupro, ou pornografia homossexual, ou bestialidade, ou incesto, ou pornografia infantil, estamos nos aproximando com o evangelho de Jesus." É claro que eu também deixo claro que pode haver consequências para certos pecados (pornografia infantil é um grande problema), mas eu quero que eles saibam que eles saibam que estaremos com eles apesar das consequências.

Essa é uma das coisas mais importantes que Bill, meu pastor na faculdade, fez por mim (embora eu não soubesse disso no momento). Quando eu confessava meu pecado para ele e me via com a mente acelerada, com os nervos à flor da pele e com minhas emoções fora de controle por medo e vergonha, a presença e a resposta dele à minha confissão sempre me acalmavam. Eu poderia estar perdendo as estribeiras, mas nada que eu dissesse perturbava o profundo e sólido senso de paz e de calma que ele tinha em Cristo. Ele sabia muito bem que Deus era maior que o meu pecado, que a graça era mais profunda que minha fraqueza. Ele, com a sua presença, vivia e incorporava a estabilidade compassiva que eu passe desde enteu passei, desde então, a associar com Romanos 8.31-39. Essa passagem é a que melhor captura o espírito de estabilidade compassiva na Bíblia.

"Se Deus é por nós, quem será contra nós?" (Rm 8.31). Deus não poupou seu próprio Filho, mas o entregou por nós e vai, portanto, nos dar tudo de graça e graciosamente (8.32). Ninguém pode nos acusar porque o próprio Deus nos justificou e nos aprovou (8.33). Ninguém pode nos condenar porque Cristo foi crucificado *por nós*, ressuscitado *por nós* e agora intercede *por nós* (8.34). Nada pode nos separar do amor de Cristo – nem tribulação, nem angústia, nem perseguição, nem fome, nem privação, nem nudez, nem perigo, nem espada (8.35). O amor vencedor de Deus significa que todo obstáculo possível para o nosso bem final nos torna mais que vencedores (8.37). Morte, vida, anjos, autoridades celestiais, coisas do presente e do futuro, poderes, altura, profundidade, qualquer outra coisa na criação – nada disso poderá nos separar do amor de Deus em Cristo Jesus nosso Senhor (versículos 38-39).

É assim que Deus está comprometido com o nosso bem e era isso que Bill me comunicava sempre que eu confessava meu pecado para ele. Nosso trabalho como mentores é internalizar Romanos 8.31-39 para nós mesmos e para os que lideramos. Devemos saber de coração que Deus fundamentalmente é *por nós* e está *conosco*. Quando sabemos disso, estamos estáveis e compassivos e essa estabilidade compassiva cria um ambiente seguro para pecadores.

Mas há outro aspecto para o ambiente correto: abraçar pecadores fragilizados sempre acarreta uma hostilidade violenta contra seus pecados. Se estamos realmente comprometidos com o bem de alguém, então odiaremos e resistiremos contra essas coisas que lhes são prejudiciais. Assim, é necessário combinar estabilidade compassiva com *hostilidade focada*. Hostilidade focada ainda está sob controle, mas inclui implacabilidade e paciência para expor e matar o pecado. Sem essa hostilidade focada contra o pecado, podemos nos ver relutantes em desafiar nossos homens a buscarem santidade. Ao confortarmos, podemos acabar mimando, mas parte de ser um conselheiro sábio e fiel para outros significa comunicar a gravidade do pecado. A Bíblia não mede as palavras sobre as consequências de se fazer as pazes com pecados recorrentes: "Se viverdes segundo a carne, morrereis [eternamente]" (Rm 8.13). Os que praticam as obras da carne não herdarão o reino de Deus (Gl 5.19-21; 1Co 6.9-10) e a Bíblia usa linguagem intensa e violenta para descrever como devemos resistir ao pecado:

"Eliminem vossas inclinações carnais" (Cl 3.5); "Arranca-o... corta-a" (Mt 5.29-30); "Fugi da imoralidade" (1Co 6.19); "Foge também das paixões da juventude" (2Tm 2.22). Essas são palavras de violência e intensidade que nos lembram de que não podemos fazer as pazes com o nosso pecado porque o Espírito Santo nunca vai fazer as pazes com nosso pecado.

A presença evangélica tem por objetivo comunicar que Deus está do seu lado e que seus pecados não são bem-vindos. Um homem não precisa se purificar para falar conosco ou com Deus; ele pode vir como está, mas nós estamos comprometidos em não deixá-lo continuar como está. Assim, com nosso comportamento e nossas palavras, dizemos: "Eu estou do seu lado; estou me aproximando; não estou recuando por causa do que você acabou de confessar. Eu te amo, estou com você e estou ao seu favor porque Deus te ama, está com você e está ao seu favor. Eu estou tão ao seu favor que eu nunca vou fazer as pazes com seus pecados. Eu vou te chamar para mortificá-los, arrancá-los e fugir deles."

A presença evangélica diz: "Eu te amo. Eu estou do seu lado. Eu estou com você. Agora, vamos matar esse pecado."

6

A guerra mais ampla

Uma das tentações perenes ao lutarmos contra pecados sexuais é nossa tendência de isolar essa luta do resto das nossas vidas. É fácil ficarmos míopes em relação a pecados sexuais e pornografia. A nossa vida espiritual acaba orbitando em torno do grau de sucesso, fracasso ou tentação nessa única área. Essa luta consome toda nossa atenção e deixa outras áreas abandonadas. Por isso que é importante ampliar as lentes e abrir mais frontes na guerra.

A fixação em pecados sexuais isolados de outros pecados e tentações vai te deixar preso em ciclos de fracasso. Frequentemente, outros pecados estão alimentando a luxúria, e falhar em lidar com eles nos impede de lutar com mais estratégia e sabedoria.

Pecados que roubam manchetes e pecados que financiam jornais

Powlison descreve isso usando uma analogia do cinema. Pecados sexuais são pecados de marquise: eles ficam com toda a atenção. Eles estão com luzes brilhantes em um *outdoor* do lado de fora do cinema, mas há outros filmes em exibição em outras telas e o que acontece nessas telas influencia a força dos pecados sexuais.

Outra forma de expressar a mesma ideia é que alguns pecados ficam com as manchetes e outros financiam os jornais. Pornografia e masturbação ficam nas manchetes – elas causam quantidades imensas de culpa e vergonha e destroem por onde passaram. Outros pecados, por outro lado, são mais sutis. Eles não estão na primeira página, mas estão financiando secretamente o jornal. Seja qual for a razão, muitos de nós sentimos uma culpa e uma vergonha muito maiores quando pecamos sexualmente do que quando pecamos com orgulho, ira, inveja, rancor e assim por diante.

A particularidade da luxúria coloca um perigo específico diante de nós. O diabo pega carona com ela e esconde outros pecados de nós colocando-os debaixo da vergonha e da culpa da falha sexual. Enquanto estivermos fixados nas manchetes, não notamos os pecados que estão financiando o jornal.

O capítulo de Powlison sobre isso identifica alguns dos outros pecados que se alimentam das tentações sexuais. Ele conta a história de um homem solteiro chamado Tom, que, como ele próprio descreve, dá um chilique em forma de pornografia e masturbação às sextas à noite porque seus amigos não casados estão em encontros com suas namoradas e os casados estão em suas casas com suas esposas. Em outras palavras, a imoralidade sexual pode estar nas manchetes da vida de Tom, mas arrogância, vitimismo e raiva contra Deus são o que realmente estão financiando o jornal. Esses pecados estão enraizados em uma distorção mais fundamental, já que Tom basicamente vê seu relacionamento com Deus como um sistema de trocas: se Tom tenta obedecer a Deus, Deus deveria lhe dar uma esposa. Quando Deus não cumpre a sua parte da barganha, Tom se revolta. Esses pecados mais sutis e escondidos deram à pornografia um ponto de apoio na vida de Tom.

Se eu estivesse aconselhando o Tom, eu gostaria de sondar as raízes da sua arrogância e ira. Geralmente, a ira está enraizada em uma dor profunda e desconhecida. Os sentimentos de arrogância, ira e vitimismo estão todos conectados com a visão que Tom tem de Deus. Eu gostaria de explorar isso mais a fundo. Será que Tom vê Deus como um pai distante e insensível? Se sim, por quê? Será que isso estaria conectado a algum fator importante no seu passado, talvez seu relacionamento com seu próprio pai ou sua própria mãe? (Mais sobre isso no capítulo 8).

É suficiente dizer que as lutas de Tom contra a pornografia e a masturbação não se resumem a simples luxúria e alívio corporal. A luxúria pode ser o problema visível, mas os verdadeiros causadores são as outras áreas de pecado: arrogância, ira e vitimismo. Powlison identifica outros pecados que se alimentam da luxúria e do uso de pornografia: inveja, insegurança, busca por aprovação, preguiça, busca por poder e assim por diante. Satisfazer esses pecados é o que realmente dá tanto poder às tentações sexuais. É por isso que precisamos ampliar a guerra abrindo outras frontes para progredir andando pelo Espírito.

Considerando nossas fraquezas e sendo proativos

Ampliar a guerra também significa reconhecermos como a luxúria e a pornografia se aproveitam de outras fraquezas. É mais difícil resistir às tentações quando estamos cansados, ansiosos, deprimidos ou entediados.

Em uma das suas cartas, C. S. Lewis listou quatro fatores em sua vida que o levavam em direção à luxúria: tristeza, descontentamento, cansaço corporal e chá! Essas coisas, ele disse, eram os grandes perigos.

Uma vez, eu aconselhei um homem jovem que era um segurança do turno da noite em um estacionamento. O trabalho era entediante, ele estava cansado e ele tinha um smartphone com acesso à internet. A exaustão e o tédio dele deixavam o pecado fácil e a resistência difícil.

O mesmo é verdade para o estresse. Para alguns homens, a pornografia é uma maneira de suportar o estresse e a pressão. Muitos homens aprendem a lidar com o estresse dessa forma em seus anos formativos; eles condicionam seus corpos para lidarem com a pressão se voltando para a pornografia e, por causa da plasticidade do corpo, eles retêm esse hábito quando envelhecem. Quando eles se sentem estressados, eles naturalmente gravitam para o pecado como uma forma de alívio. Assim, resistir à tentação sexual deve incluir avaliar as maneiras insalubres e perigosas com que lidamos com a pressão, com o estresse e com a ansiedade, assim como outros pecados escondidos que contribuem para a imoralidade sexual.

Ampliar a batalha é fundamentalmente sobre ser proativo. Muitos homens tratam pecados sexuais como se fossem algo que simplesmente acontece com eles. A forma de pensar é quase completamente defensiva: "Como eu aprendo a resistir à tentação quando ela vem?" Mas, como todo bom general vai te dizer, a melhor defesa é um bom ataque.

Powlison recomenda que as pessoas que estão presas em padrões de pecados sexuais comecem a escrever para ajudá-los a reconhecer os problemas mais amplos em jogo. Então, se você se sente preso e não sabe por que ou se você não tem certeza das áreas mais amplas da batalha, você deve começar a fazer tais anotações, escrevendo as respostas para perguntas básicas como estas:

1. Onde e quando você foi tentado? Que hora do dia era?
2. Quanto de sono você teve recentemente? E quanto à atividade física? O que você comeu nesse dia?
3. Que prazeres ou ansiedades você estava sentindo nos dias anteriores a esse?
4. Como estão seus relacionamentos? Com sua esposa ou namorada? Com outros homens? Com seus filhos ou pais?
5. Como estão as coisas no trabalho? Alguma pressão fora do comum?
6. Algum outro pecado ou tentação vem à superfície? Arrogância? Inveja? Raiva de Deus? Raiva da sua esposa? Ociosidade? Preguiça? Descontentamento?
7. Como você resistiu à tentação?
8. Que tipo de tentação foi? Seja específico.
9. Esse pecado parece familiar? Se sim, há quanto tempo você o conhece? Você se lembra da primeira vez que o cometeu? Ele se conecta a alguma memória da sua vida?
10. O que aconteceu depois do pecado?

Você não precisa escrever uma dissertação – só informação suficiente para poder conversar com outros homens da sua vida.

110   Mais que uma batalha

Manter esse tipo de anotações tem outros propósitos adicionais. Primeiro, examinar a natureza e as circunstâncias ao redor da luxúria já previne a tentação, em certo sentido. C. S. Lewis percebeu que um dos meios mais rápidos para desarmar a luxúria é virar sua atenção para a própria luxúria em vez do objeto dela. Pare de olhar para uma mulher e examine a si mesmo e seus desejos. Tente identificar qual mentira você está acreditando no momento porque você não pode pensar *com* luxúria e *sobre* luxúria ao mesmo tempo. Além disso, a escrita vai te ajudar a identificar padrões de tentações e então tomar medidas para antecipar-se e resistir a elas. A luxúria deixará de ser uma força misteriosa que simplesmente acontece com você e, em vez disso, passará a ser algo contra o qual você pode se planejar e, depois, derrotar.

Passividade, idolatria, culpa

Este tipo de exercício também expõe o quanto somos filhos do nosso pai Adão. Quando a serpente tentou Eva, Adão foi passivo. A Bíblia diz que ele estava lá durante a tentação, mas ele não disse nem fez nada até Eva lhe dar o fruto (Gn 3.6). Depois de ter ficado passivo junto da sua mulher enganada, ele assume o pecado com avidez. Ele escolhe a mulher em vez do seu Criador. Adão não foi enganado sobre o mandamento de Deus; ele o ouviu diretamente do próprio Deus. Em vez disso, ele comete idolatria. Depois, quando é exposto, Adão joga a culpa: "A mulher que tu me deste" (Gn 3.12). Ele peca e depois aponta o dedo para Deus e para sua esposa.

Passividade, idolatria, culpa. Essas são as marcas da masculinidade adâmica e é um padrão que se repete ao longo da Bíblia. Quando Moisés está no monte, o povo vai a Arão exigindo deuses para adorar. Arão concorda com eles, dizendo para trazerem ouro, o qual ele usa para fazer um ídolo. Ele os lidera em um falso culto diante do bezerro de ouro. Quando Moisés desce do monte e interrompe a idolatria, Arão, como Adão, culpa o povo: "Tu conheces o povo, como se inclina para o mal" (Êx 32.22) e depois age como se o ídolo tivesse simplesmente aparecido: "Quando eles o trouxeram a mim, coloquei o ouro no fogo, e saiu esse bezerro" (versículo 24). Mesmo padrão: passividade, idolatria, culpa.

Quando se trata da luta contra pecados sexuais, muitos homens adotam uma atitude sutilmente passiva. Nem sempre é completamente consciente. É ficar à deriva. É o condutor deixando o elefante guiar a si mesmo. Eu acho que é isso que Paulo tem em mente em Romanos 13.14, quando ele nos exorta: "Mas revesti-vos do Senhor Jesus Cristo; e não fiqueis pensando em como atender aos desejos da carne." Somos habilidosos em conseguir sutilmente exceções para a carne. Muito antes de pecarmos voluntária e deliberadamente, nós preparamos o terreno. Nós ignoramos os padrões do nosso comportamento. Nós resistimos às tentativas de ampliarmos a batalha.

Então, permita-me ecoar o apóstolo: "Mas revesti-vos do Senhor Jesus Cristo; e não fiqueis pensando em como atender aos desejos da carne." Deus prometeu que ele não te tentaria além das suas capacidades; ele proverá uma saída (1Co 10.13). Ele geralmente provê uma saída através de planejamento proativo, estratégico e guiado pelo evangelho.

Se você sabe que sexta à noite é quando você está propenso a sentimentos de "merecia coisa melhor" e vitimismo, você não pode esperar até estar sozinho sexta à noite para começar a lutar, porque, se você for honesto, esperar isso tudo para resistir é geralmente um sinal de que você quer perder. Em vez disso, a saída é reconhecer a amplitude das suas tentações e planejar não ficar sozinho nessa noite. É recusar ser levado à tentação e não dar espaço para a carne agir livremente. É ser proativo em mortificar o vitimismo e a ira contra Deus antes que elas floresçam como luxúria e masturbação.

Ampliar a batalha é fundamentalmente sobre crescer em autoconhecimento. É seguir o conselho do puritano John Owen, que exortou seus leitores a aprenderem sobre seus pecados, a estudarem como eles funcionam, a entenderem suas táticas e estratégias, a observarem como os vários pecados e tentações se misturam e se alimentam uns dos outros. E então fazer todo esforço para esganar as suas luxúrias. Ande pelo Espírito e você não vai satisfazer a carne e *nenhum* dos desejos dela.

Uma palavra aos mentores

Sondando o presente

A essa altura na sua mentoria, você já deve ter estabelecido o ambiente correto para os homens que aconselha – seguro para pecadores, mas não para o pecado. Você está praticando a presença evangélica, incluindo a estabilidade compassiva e a hostilidade focada. Conforme vocês se encontram, um dos seus objetivos deve ser ajudá-los a interrogarem suas luxúrias. Eles precisam ficar curiosos sobre a guerra mais ampla, expandindo "o fronte" de forma que eles visualizem mais problemas nas suas vidas.

Para alguns, isso será desconfortável. Eles podem ter se juntado ao grupo para lidarem com "o problema do pecado sexual." Eles podem resistir à exploração de padrões mais amplos de desejos e comportamentos pecaminosos. Então, será importante enfatizar como todos esses problemas estão conectados. Pecados raramente ficam isolados. Ampliar a guerra é uma questão de levar a sério a luta contra a luxúria. Recusar-se a explorar os problemas mais amplos pode revelar a mentalidade de "dá-me a castidade, mas ainda não." Esteja preparado para demonstrar a importância de ampliar a guerra.

Este capítulo apresentou uma lista inicial de perguntas a serem consideradas quando os homens que você ajuda estiverem interrogando seus desejos sexuais pecaminosos. A maioria dessas perguntas foca nas circunstâncias e tentações no presente. Em um capítulo posterior, vamos discutir o valor de explorar o passado da pessoa – experiências formativas na infância, eventos e relacionamentos chave do passado e assim por diante. Em minha experiência, começar com os desafios presentes é um bom primeiro passo para cultivar um ambiente de honestidade e confiança.

Comece com a lista de perguntas fornecida e sinta-se livre para adicionar outras. Entregue essa lista como modelo para quem você aconselha conforme começam a crescer em autoconhecimento. Quando eles começarem a entender seus padrões presentes de tentação, eles podem começar identificar as mentiras em que estão acreditando e colocar o evangelho e as promessas de Deus contra esses padrões. Se eles estão lidando com sentimentos de "merecia coisa melhor" e inveja, talvez valha a pena gastar um tempo explorando a graça de Deus: ele não nos deve nada; ele dá presentes diferentes para as pessoas quando e como ele quer; ele é sábio na sua distribuição de graça e misericórdia; ele é um bom Pai, que sabe como dar bons presentes para seus filhos e ele nunca vai parar. Refletir e conversar juntos sobre essas verdades das Escrituras pode ajudar a remodelar a maneira com que eles se relacionam com Deus. Então, prepare-se para seu "grupo contra a luxúria" se tornar bem mais amplo e largo. Essa ampliação é um sinal do favor de Deus ao trazer o pecado à luz para ele ser confessado e destruído.

7

A guerra mais profunda

A guerra mais profunda é similar à guerra mais ampla, mas, enquanto ampliar a batalha foca em identificar outros pecados que se alimentam da luxúria, aprofundar a batalha é sobre desemaranhar o nó da luxúria e ver que motivos escondidos espreitam ali. Trata de perseguir o pecado pelas colinas e dentro das cavernas escuras do coração.

Claro que há uma importante dimensão física e corporal nessa luta: homens são atraídos pelo corpo feminino, e as sensações físicas do sexo são intensamente prazerosas, mas outras dinâmicas estão em jogo na nossa sexualidade. Por agora, eu vou focar em um componente profundamente emocional do uso de pornografia que geralmente não chama atenção. Fantasias sexuais, em telas ou somente na imaginação, envolvem criar situações imaginárias em que vemos nossa força e glória refletidas no desejo e na satisfação sexual de uma mulher. Eu acho que essa é uma dinâmica chave para a maioria dos homens, se não todos, que estão lidando com pornografia e pecados sexuais.

Dois fatores chave

Para entender esse aspecto mais profundo dessa luta, precisamos compreender um fator chave sobre os homens e um fator chave sobre o sexo. O fator sobre os homens é que temos uma necessidade profunda de sermos admirados e respeitados. Cada um de nós quer ser um homem entre homens. Queremos ser respeitados por quem respeitamos. Queremos que outros reconheçam e valorizem nossas habilidades, força, competência e sabedoria.

E não apenas outros homens. Queremos ser admirados e desejados por mulheres ou, pelo menos, por uma mulher. Todos queremos ser o homem que as mulheres desejam e que outros homens querem ser. Embora esse desejo esteja inevitavelmente corrompido no nosso estado caído, ele é bom na sua raiz e foi criado por Deus. Os homens deveriam querer ser fortes, honráveis, respeitáveis e admiráveis e, assim, ser honrados, respeitados e admirados como homens. Esse é o fator chave sobre homens.

O fator chave sobre sexo é que, na intimidade sexual, nós recebemos prazer ao darmos prazer. No projeto de Deus, dar prazer para outro é, por si só, excitante e prazeroso. Esse é um dos presentes do ato conjugal – marido e mulher percebem que é mais abençoado dar prazer do que simplesmente receber prazer. Somos projetados para ficarmos excitados pela presença do prazer sexual de outra pessoa.

Esses dois fatores são naturais e há uma conexão entre eles. Um homem se sente admirado e validado como homem ao dar prazer para uma mulher. Ele sente sua masculinidade de maneira particularmente potente quando a vê refletida no desejo e prazer de uma mulher. Esse dar e receber prazer tem seu pico mais alto na satisfação dentro das fronteiras do amor da aliança entre marido e mulher; é um bom presente de Deus no contexto do casamento, mas a pornografia é uma corrupção específica desse presente.

Espelhos para nossa masculinidade distorcida

A pornografia busca conseguir o prazer de satisfazer uma mulher sem de fato satisfazer uma mulher. É uma tentativa de ter prazer e validação de graça, estando afastado do contexto matrimonial definido por Deus. Com a pornografia, você não precisa se dar ao trabalho de ser honrável, respeitável, admirável e de conquistar uma mulher que case com você. Em vez disso, tudo que você precisa é dar alguns cliques, ou imaginar a fantasia na sua cabeça.

Assim, estamos procurando na pornografia espelhos para nossa masculinidade distorcida. Quando um homem vê um vídeo ou imagem, ou cria fantasias na sua cabeça, seus olhos estão na mulher, mas o que ele está procurando é sua própria masculinidade refletida na satisfação sexual imaginária dela. O prazer dela é um espelho pelo qual ele vê sua própria força, poder, virilidade e habilidade de satisfazer. A satisfação dela é uma validação da masculinidade dele (mesmo que ele não a esteja satisfazendo de verdade). Na fantasia, o prazer sexual dela está dizendo algo *para ele*: "Você é forte; você é poderoso; você é desejável. Eu quero você. Eu preciso de você. Você é um homem." Isso é excitante para os homens.

É claro que isso não se limita à pornografia e fantasias. Todo sexo fora do casamento tenta alcançar o *sentimento* de ser um homem sem de fato *ser* um homem.

118   Mais que uma batalha

Isso significa que, se um homem não é admirado ou respeitado na sua casa pela sua esposa, seus filhos ou – no caso de homens mais jovens – seus pais, ou se ele é desvalorizado e menosprezado no trabalho ou na igreja, ou se outros homens não o respeitam, é fácil se virar para a pornografia como forma de validação. A mulher na tela acha que ele é incrível. Se o desejo masculino e a necessidade de validação e admiração como homem não são atendidos de maneiras normais e saudáveis, então ele vai se voltar para um substituto corrompido.

Como disse C. S. Lewis, na falta de comida, o homem vai devorar veneno. Se respeito e admiração não são encontrados no mundo real, o homem vai se contentar com uma fantasia temporária.

O harém imaginário

Nada disso é uma desculpa para pornografia e masturbação, mas ajuda a explicar a atração e o poder que têm. Lewis chama esse aspecto da pornografia e da masturbação de "harém imaginário."[7] Nossos apetites sexuais, ele diz, foram projetados por Deus para nos tirar de nós mesmos, nos mandar para o mundo para encontrar um cônjuge e então produzir filhos (e netos e assim por diante). A sexualidade, como eu disse antes, deve ser frutífera. Pornografia e masturbação, por outro lado, "mandam o homem de volta para a prisão de si mesmo, onde ele mantém um harém de concubinas imaginárias."[8]

---

7   C. S. Lewis, "Letter to Keith Masson" In: *Collected letters*, vol. 3 (New York: HarperOne, 2007), p. 758.
8   Ibid.

Quanto mais o homem vive nessa prisão, mais difícil é escapar dela. Um homem nas mãos de tais luxúrias tem enorme dificuldade de buscar e se unir com uma mulher real. O harém em sua cabeça (ou computador) está "sempre acessível, sempre subserviente, não requer sacrifícios ou ajustes, e pode ser dotado de atrações eróticas e psicológicas com as quais nenhuma mulher pode competir."[9] No filme imaginário que aparece na cabeça ou na tela dele, "ele é sempre adorado, sempre o amante perfeito."[10] Na verdade, o desejo de ser adorado e admirado como um "homem de verdade" é geralmente um motivo para ver ou pensar em pornografia tanto quanto qualquer apetite biológico ou corporal. Mas essa fantasia não faz ou exige que ele abandone seu egoísmo; "nenhuma mortificação é jamais imposta sobre sua vaidade."[11] O harém imaginário, no fim das contas, se torna simplesmente "o meio pelo qual o homem progressivamente adora a si mesmo."[12]

Em minha experiência, é importante ressaltar essa dimensão da luta pela santidade sexual. Um homem nas mãos da luxúria está buscando mais do que somente o alívio de um apetite corporal. Geralmente, ele está buscando por validação. Precisamos reconhecer a necessidade emocional que está alimentando nossa luxúria e perguntar: "Onde essa necessidade deveria estar sendo satisfeita?"

O pecado é sempre a corrupção e a perversão de um impulso e um desejo bons, e um dos objetivos principais do tipo de conversa honesta e mentoreada por homens piedosos que

---

9   Ibid.
10   Ibid.
11   Ibid.
12   Ibid.

eu estou defendendo é ver o que está além dessa corrupção e perversão, identificando o bom desejo por trás do pecado. Quando esse desejo é identificado, podemos canalizá-lo de maneiras frutíferas e que honrem a Deus. Queremos reconhecer o bem verdadeiro que estamos buscando e então matar o parasita que o deturpou.

Identificando o bem por trás do nosso desejo por validação

Neste caso, eu acho que há camadas para o bem real em questão. O nível mais básico e fundamental é a aprovação divina. Nossa profunda necessidade de validação é suprida em última instância por Deus nos aceitar alegremente em Cristo. Deus está feliz conosco. O evangelho é uma boa notícia porque ele nos oferece amor, aceitação, aprovação e, sim, até admiração, todos divinos e ilimitados. A promessa de um dia ouvirmos "Muito bem, servo bom e fiel" (Mt 25.23) é uma arma potente na luta contra a luxúria. Ela sinaliza a posição fundamental de Deus em relação a nós. Podemos dizer, de certa maneira, que Deus se orgulha de nós em Cristo. Ou, usando linguagem bíblica, "Deus não se envergonha deles, nem de ser chamado o seu Deus" (Hb 11.16). Essa é a validação fundamental de que precisamos.

Partindo desse fundamento, buscamos ter a validação fundamental de Deus ecoando na validação da nossa comunidade. Como Lewis escreve em uma carta: "O amor em todas as suas variedades guarda contra a luxúria."[13] Para um homem casado, isso começa com sua esposa. O respeito e a admiração dela

---

13   Ibid., p. 919.

realmente importam para ele. O desejo sexual dela importa para ele. A esposa que realmente respeita e deseja seu marido e que comunica esse respeito e esse desejo de maneiras tangíveis está dando ao seu marido armas poderosas na sua luta por santidade. O mesmo é verdade para outras mulheres na comunidade dele, cujo respeito ele deseja da mesma maneira que um menino deseja a aprovação e a admiração de uma irmã. Lewis escreve em algum lugar que a associação ordinária com mulheres – envolver-se com elas apropriadamente como imagem de Deus e irmãs em Cristo – ajuda a promover a nossa própria santidade. Voltando a um argumento que desenvolvi em um capítulo anterior, passar tempo com mulheres, num contexto apropriado, previne o homem de vê-las como objetos de consumo sexual.

Além do respeito das mulheres, um homem procura outros homens para afirmarem que ele é um deles. Ele quer ser um homem entre homens. No trabalho, na igreja e no mundo, um homem espera ser afirmado e valorizado por seus talentos, habilidades e conquistas. Ele quer receber o respeito de quem ele respeita. É claro que o respeito não é algo que pode ser dado sem reverência. Diga a um homem: "Não, de verdade, eu te respeito", e ele vai sentir que você tem pena dele. Assim, há um probleminha de "ovo e galinha" ao fomentar uma comunidade de respeito mútuo. Respeito deve ser merecido e, portanto, um homem deve *agir* com respeitabilidade para poder *ser* respeitado. Ele precisa *fazer* algo admirável para poder *ser* admirado. Ao mesmo tempo, mostrar respeito para um homem costuma ser uma maneira efetiva de induzi-lo a agir honrosamente.

O melhor caminho é cada um de nós cuidar de si próprio primeiro. Partindo da nossa aprovação por Deus em

Cristo, devemos buscar ser homens respeitáveis, piedosos e admiráveis – independentemente de alguém mais perceber. Ao mesmo tempo, devemos amar nosso próximo, prestando atenção a características admiráveis em outros homens e expressarmos nosso reconhecimento. Aqui, a abordagem indireta é geralmente tão importante quanto a direta. Não diga meramente: "Eu acho você sábio", mas peça seu conselho. Não diga meramente: "Eu acho você honrável", mas dê a ele uma posição de honra. Ou, melhor ainda, dê a ele responsabilidade, pois homens sabem que essa é a validação verdadeira para nossa masculinidade.

A masculinidade (assim como a feminilidade) é algo que surge através de uma missão ou esforço compartilhado. Quando o fato da nossa masculinidade se depara com a realidade dos desafios que enfrentamos juntos, virtudes masculinas ficam visíveis. Força, sabedoria e competência em suas formas variadas aparecem e o fenômeno do "irmãos de guerra" entra em cena. Respeito mútuo entre homens piedosos, que esperam santidade um do outro e que exortam um ao outro, é uma proteção contra todos os tipos de tentação. Essa é uma das razões por que eu estou escrevendo este livro para um grupo de homens: eu quero criar um ambiente onde vocês podem olhar nos olhos uns dos outros e dizer: "Nós vamos matar nossos pecados e nos tornaremos os homens que Deus quer que sejamos."

Eu sei que toda essa conversa sobre ser admirado e respeitado é perigosa. Ela pode facilmente virar uma forma de autoadoração e de bajulação, mas eu estou simplesmente tentando expressar algo que Paulo repetidamente menciona nas cartas pastorais. Ele encoraja cristãos a viverem vidas piedosas e dignas que agradem a Deus (1Tm 2.1-4). Bispos, como líderes e homens exemplares na congregação, devem ser equilibrados, ter domínio próprio e ser respeitáveis (3.2). Eles devem também ter "bom testemunho dos de fora" (3.7). Diáconos, também, devem ser testados e aprovados (3.12). Paulo ecoa isso na sua carta para Tito, através da qual exorta homens mais velhos a serem "equilibrados, respeitáveis, sóbrios, sadios na fé, no amor e na constância" (Tt 2.2).

Essas são as características que devemos buscar e das quais deve vir o reconhecimento e a validão. O que impede isso de se tornar autoadoração é o reconhecimento de que todas elas são presentes de Deus. Elas são reflexos do valor e do caráter divinos. Elas são alcançadas com a força e a ajuda de Deus, conforme ele trabalha em nós o que é agradável aos seus olhos. Embora sejamos ativos na nossa busca por santidade, a santificação é, no final das contas, obra de Deus. Portanto, toda vanglória humana é anulada e toda a glória é dada a Deus. Pois o que temos que não tenhamos recebido? (1Co 4.7).

Uma palavra aos mentores

A dimensão emocional

Em minha experiência, o componente emocional da luta contra a pornografia é geralmente negligenciado. Como vimos nos capítulos anteriores, a luxúria é complexa e está emaranhada com outras necessidades, desejos e pecados. Para muitos homens, o uso de pornografia é uma maneira de lidar com outras frustrações e lutas da vida; é um escape temporário da dureza da vida. Isso não é desculpa para o pecado; Deus ainda o odeia e o proíbe. Mas isso ajuda a tornar o pecado, de alguma forma, compreensível.

Nesse estágio da luta, uma parte principal do seu objetivo é ajudar os homens no seu grupo a interromperem suas luxúrias e a olharem atrás da cortina para verem o que está comandando seus desejos. Em quais mentiras eles estão acreditando sobre Deus e sobre si mesmos? Que frustração, raiva ou ansiedade está produzindo o descontentamento que faz a pornografia parecer tão atraente?

Eu soube de uma situação em que um jovem pai estava frustrado com a sua posição na vida. Ele não estava no trabalho que queria, as coisas estavam difíceis em casa, e ele invejava o sucesso e as bênçãos de outros homens da sua idade. Tudo isso produziu uma profunda frustração e descontentamento na sua vida, e ele se virou para a pornografia como um escape. Meu conselho para ele foi reconhecer que ele não tinha um problema com a luxúria, mas sim com o descontentamento e com a inveja. Ao trabalhar com ele e sua esposa, meu objetivo era ajudá-lo a reconhecer quando o descontentamento, a inveja e a cobiça aparecessem no seu coração. Muito antes da tentação do pecado sexual chegar perto, esses outros pecados estavam abaixando as defesas dele. Ele estava acreditando em mentiras sobre ele mesmo: "Eu sou imprestável e estou preso no meu trabalho. Deus nunca vai me usar para seu reino. Eu nunca vou chegar ao nível de frutificação dos meus amigos. Isso nunca vai melhorar." Ele também estava acreditando em mentiras sobre Deus: "Deus não me ama. Ele não quer me abençoar com um trabalho valioso. Ele está indiferente para as minhas lutas na vida."

Essas foram mentiras que ele teve que aprender a reconhecer cedo para que ele pudesse pregar verdades para si mesmo. Isso também foi uma maneira de engajar mais sua esposa nas lutas dele, já que ela podia entender melhor a luta contra o descontentamento e podia encorajá-lo a ser um marido e pai fiel. Ela começou a expressar sua gratidão a ele por prover para sua família, mesmo que ele não estivesse no seu emprego preferido. Eles conversaram mais sobre o que Deus queria fazer por sua família e através dela para o reino, o que deu a ele um senso de propósito e algo pelo que lutar.

Meu argumento é: quando você chegar neste estágio de ajudar os homens a lutar, não há como dizer aonde as coisas vão levar e quais problemas mais profundos virão à tona, mas Deus é fiel e está pronto para ajudar seu povo a buscar santidade em todas as áreas das nossas vidas.

8

Fragilidade sexual

Antes de abordar as sutilezas da guerra, quero tirar um momento para trocar as lentes. Como eu disse na introdução, eu tendo a usar linguagem de guerra. Estamos em uma luta, um conflito, uma guerra contra tentações e desejos sexuais pecaminosos. David Powlison me ajudou muito me apresentando o paradigma de uma *guerra* mais longa, mais ampla, mais profunda e mais sutil. Eu também usei as lentes do vício, especialmente quando considerando os efeitos dos pecados sexuais no corpo (veja o capítulo 4).

Refletir sobre a guerra mais ampla e mais profunda é uma ótima oportunidade para explorar a terceira lente: a lente da fragilidade sexual. Eu recebi grande ajuda nesse sentido de um livro chamado *Unwanted*, de Jay Stringer. Embora Stringer e eu enfatizemos diferentes abordagens para superar desejos sexuais impróprios (ele é menos intenso quanto à linguagem de guerra e violência), o trabalho dele para entender as motivações e feridas mais profundas por trás de comportamentos sexualmente destrutivos é excelente. Na verdade, você pode considerar este capítulo como uma avaliação e uma recomendação do livro de Stringer.

Escute nossas luxúrias

O livro de Stringer é fruto da sua própria prática de aconse-lhamento e pesquisa extensiva sobre comportamento sexual indesejado. (3800 pessoas participaram de uma pesquisa aprofundada que gerou muitas das suas conclusões.) Ele focou em uma ampla gama de comportamentos sexualmen-te corrompidos e destrutivos, de pornografia a pegação e a prostituição. Ele aborda a fragilidade sexual de homens e mulheres e sua instrução primária é que devemos aprender a "escutar nossas luxúrias."

A fragilidade sexual, ele diz, é reveladora. As especificidades das nossas lutas sexuais não são aleatórias, mas geralmente estão ligadas às nossas experiências formativas, especialmente na infância. Somente ao considerar a forma particular da nossa fragilidade sexual, poderemos descobrir as feridas, necessi-dades e fatores mais profundos que estão agindo na nossa sexualidade. Como ele diz: "Enquanto cicatrizes revelam feridas externas, comportamentos sexuais indesejados geralmente revelam feridas internas."[14] Stringer nos encoraja a sermos curiosos sobre nosso comportamento sexual, a confrontarmos nossas histórias sexuais, a vermos essas histórias como mapas para as profundezas das nossas almas.

Stringer argumenta que nossa fragilidade sexual atual é resultado da convergência de dois rios: nossas experiências formativas (especialmente na infância) e nossos desafios atu-ais. Ele escreve que a excitação sexual não é estática; ela tipi-camente constrói uma história, com uma ambientação e um

---

14 Jay Stringer, *Unwanted: how sexual brokenness reveals our way to healing* (Colorado Springs: NavPress, 2018), p. 57.

enredo e, ao prestar atenção ao enredo, podemos descobrir como nossos anos formativos influenciaram e moldaram nosso "coquetel de excitação" – a constelação de imagens, fantasias, objetos e situações que nos excitam sexualmente.

Por exemplo, ele identifica as maneiras através das quais sistemas familiares disfuncionais deixam feridas profundas na alma. Sejam famílias rígidas que envergonham membros a se conformarem com regras estritas, ou famílias mais distantes que nutrem uma necessidade sentida de pertencimento e afeto, esses tipos de disfunções nos formam de maneiras que afetam negativamente nossa sexualidade. Nós buscamos pornografia e relacionamentos sexuais destrutivos para preenchermos o vazio criado pela hipocrisia ou abandono que sofremos na nossa criação.

Abandono, em particular, geralmente cria uma desesperança calejada e um perceptível senso de inutilidade. Como resultado, adultos que foram moldados por abandono parental buscam comportamentos sexuais que reforçam esse senso de inutilidade. De acordo com Stringer, pessoas com histórias assim não estão apenas buscando prazer; elas são motivadas também pelo desprezo próprio que sua sexualidade corrompida confirma. Como escrevemos antes, a vergonha é falsamente possessiva.

Ele também discute os efeitos da triangulação infantil, uma forma de "incesto emocional" em que a criança é obrigada a atender às necessidades emocionais de um dos pais. Isso produz uma série de desafios conjugais consideravelmente previsíveis (pessoas "trianguladas" têm dificuldade de deixar seus pais e se unir ao seu cônjuge) e disfunções sexuais (incesto emocional pode se tornar sexualizado, levando as pessoas a buscarem pornografia incestuosa). E, é claro, traumas na

130   Mais que uma batalha

infância – seja cataclísmico ou em longo prazo – e abuso sexual causam feridas profundas que geralmente se manifestam na nossa sexualidade. A humilhação e violência que as crianças suportam podem aparecer como comportamento sexual destrutivo quando adultos.

De maneira significativa, Stringer escreve que há uma diferença na maneira em que traumas e abusos geralmente afetam homens e mulheres. Homens tendem a tentar superar as dinâmicas de poder das suas infâncias ao imaginar ou infligir dano sexual em outros, enquanto mulheres tendem a repetir a humilhação na sua própria humilhação e degradação sexual. Mulheres repetem e reencenam o mal feito contra elas (é de se pensar nos milhões de mulheres que foram cativadas pelo sadomasoquismo de *Cinquenta Tons de Cinza*). Vítimas de abuso sexual geralmente sentem-se sobrecarregadas por um tipo de "loucura sexual", caracterizada por intensa vergonha, especialmente se seus corpos foram excitados de qualquer forma durante o abuso. Para elas, a excitação indica uma cumplicidade no abuso, o que leva a sentimentos intensos de nojo e desprezo próprio. Quando adultos, vítimas de abuso frequentemente voltam ao modelo do abuso, reencenando a mistura feia de segredo, vergonha e prazer no seu próprio comportamento. O argumento final é que um aspecto significante para resistir contra pecados sexuais no presente é curar as feridas sexuais que sofremos quando crianças.

Quando se trata de nossas experiências presentes, Stringer salienta vários padrões destrutivos que alimentam comportamentos sexuais indesejados. Nesse aspecto, a análise dele encaixa com a "guerra mais ampla" de Powlison. Por exemplo, ele identifica privação e dissociação relacionais como fatores chave que influenciam para uma sexualidade corrompida.

Quando nos privamos de relacionamentos significativos e deixamos de cuidar das nossas necessidades básicas (como alimentação saudável, exercício e recreação), nós facilmente caímos em padrões de dissociação que envolvem escapar de pessoas e responsabilidades. Nós nos atordoamos com Netflix, videogames e redes sociais, e essas distrações nos afastam do trabalho duro que é construir relacionamentos e, dessa forma, se tornam "drogas de entrada" para pecados sexuais. Esse tipo de dissociação geralmente é uma capa para um senso de futilidade e falta de sentido na vida. Quando não temos um propósito, nos voltamos para a pornografia e outros comportamentos sexualmente corrompidos, como prazeres e distrações de curto prazo; os efeitos cheios de vergonha que vêm depois reforçam ainda mais nossa sensação de inutilidade.

Raiva e luxúria

Uma das observações mais esclarecedoras de Stringer envolve a conexão entre raiva e luxúria. Ele escreve que Jesus trata essas duas paixões juntas e de maneira similar no Sermão do Monte. Por trás do assassinato está a raiva. Por trás do adultério está a luxúria. Os mandamentos bíblicos vão muito além do nível da ação; eles nos confrontam no nível mais profundo do coração.

Luxúria e raiva se fundem em muitas formas de pecado sexual, seja pornografia, clubes de *strip-tease* ou prostituição. Na verdade, Stringer afirma de maneira provocativa: "Eu nunca conheci alguém que lute profundamente contra a luxúria que não esteja batalhando também contra alguma raiva não resolvida."[15] Raiva sexualizada frequentemente está enraizada naquela sensação de futilidade e incapacidade diante da vida. Stringer cita um homem, que disse: "Com a pornografia, eu sou servido. Na vida real, é como se eu fosse uma pessoa de joelhos, subserviente às coisas que todos exigem de mim."[16] Para homens assim, uma dimensão relevante da excitação é a perspectiva de ordenar que uma mulher bonita o sirva. A luxúria deles é uma raiva e uma sede de vingança erotizadas; a degradação da beleza é parte do próprio desejo corrompido. Quanto mais a raiva segue não resolvida, mais corrompido e perverso o apetite sexual se torna, e mais vergonha e sigilo o cercam.

Há muito mais no livro de Stringer, incluindo exemplos das conexões entre as experiências formativas e os comportamentos atuais, assim como mais conselhos sobre buscar um caminho de cura e transformação que integre o indivíduo, seus relacionamentos e sua comunidade. Meu resumo aqui é meramente para te mostrar alguns outros ângulos sobre os aspectos amplo e profundo da guerra e encorajar você e os homens à sua volta a serem curiosos sobre os padrões dos seus desejos sexuais. Com a ajuda de um conselheiro sábio, sonde as especificidades das suas fantasias sexuais. Questione as motivações mais profundas por baixo da superfície de vício em pornografia. As especificidades são reveladoras e a verdadeira vitória e cura só serão possíveis quando esses profundos desejos, dores e necessidades forem trazidos para a luz e resolvidos pelo evangelho.

---

15 Stringer, *Unwanted*, p. 103.
16 Ibid., 43

Uma palavra aos mentores

Desenterrando dores profundas

Em capítulos anteriores, discutimos a importância de ampliar a guerra ao sondar a luta atual. Este capítulo enfatiza o papel que o passado exerce na formação dos nossos padrões presentes de tentação e pecado. Um objetivo central de aprofundar a guerra é conectar experiências formativas passadas com os padrões atuais de tentação. Isso requer fazer perguntas adicionais que vão desenterrar algumas dessas experiências e relacionamentos formativos. Aqui está uma amostra para te ajudar a começar:

1. Essa luta contra o pecado parece familiar? Há quanto tempo você passa por isso? Você se lembra da primeira vez que o cometeu?

2. Essa luta contra o pecado (seja luxúria ou problemas mais amplos) se conecta com alguma memória em particular (mesmo que elas não tenham uma conexão óbvia)?

3. Descreva, como melhor puder, mas sem muitos detalhes visuais, seu "coquetel de excitação." Você se sente atraído por tipos específicos de fantasias ou pornografia?

4. A conexão entre raiva, frustração e luxúria faz sentido? Considerando que a raiva geralmente vem de um sentimento de injustiça ou dor, há algo do seu passado que venha à sua memória?

Além disso, você pode querer começar a perguntar sobre relacionamentos formativos chave – com pai, mãe e irmãos. Seja um pai distante ou uma mãe possessiva, um irmão mais velho valentão ou uma irmã que ultrapassava limites pessoais; esses relacionamentos têm um impacto imenso na maneira como somos formados e podem esclarecer alguns dos motivadores escondidos da nossa luta contra pecados sexuais. O livro de Stringer pode te ajudar, como mentor, ao fornecer categorias e possibilidades para explorar as conexões entre presente e passado.

Mais dois comentários sobre explorar as dimensões mais profundas da luta: primeiro, sondar o passado pode ser um exercício mais bem feito em um ambiente um a um do que com o grupo. Decida sabiamente se é melhor adentrar nas profundezas como um grupo de homens, ou se é melhor explorar o passado em um ambiente mais privado.

Segundo, se você começar a explorar a forma como experiências passadas cruzam com lutas atuais, não fique surpreso se você desenterrar dores profundas. Alguns dos homens que você aconselha podem começar a desenterrar coisas de maneiras surpreendentes. Isso não é um sinal de algo dando errado; pode ser o início de um trabalho de graça mais profundo, que vai trazer cura e restauração. Contudo, é bom você estar preparado caso as coisas comecem a se complicar para alguns dos homens que você aconselha. Esteja preparado para direcioná-los para pastores sábios e conselheiros cristãos se você achar que o que você desenterrou é demais para você. Humildade significa saber os limites da sua sabedoria e ser capaz de se apoiar na sabedoria de outros que já tiveram experiências tratando abuso, trauma infantil e relacionamentos familiares profundamente fragilizados.

Ao mesmo tempo, não subestime o poder da sua própria presença evangélica. Você pode não ter respostas para todos os desafios trazidos para a luz, mas você conhece o Deus vivo. Você tem o Espírito. Seu papel nessa história pode ser se agarrar à esperança do evangelho e comunicar estabilidade compassiva para as pessoas que você aconselha, mesmo que você esteja direcionando-os para guias sábios, que podem tratar melhor a profunda dor e fragilidade das suas vidas. Em minha experiência, as situações de aconselhamento mais frutíferas e restauradoras em que eu estive envolvido incluíram uma abordagem em camadas e entrelaçada com cuidado pastoral. Pastores, líderes leigos, pequenos grupos e conselheiros cristãos sábios estavam envolvidos. Cada um de nós trouxe coisas diferentes para as situações, mas todos nós trabalhamos juntos para sermos o corpo de Cristo para membros em dores e fragilizados, e Deus foi fiel.

9

A guerra sutil

O último passo para expandir nossa visão da batalha é explorar as sutilezas da guerra. Isso envolve aprender a distinguir diferentes tipos e graus de pecados sexuais e a responder de acordo.

Infelizmente, quando se trata sobre como respondem às suas falhas, muitos homens involuntariamente tratam ter um orgasmo como uma linha arbitrária na areia. Um cristão que vê pornografia e tem um orgasmo sente intensa culpa e vergonha como consequência. Porém, se ele para antes de um orgasmo, ele sente um nível de vitória, mesmo que ele tenha visto imagens pornográficas por meia hora. Ele sente que pode ter fantasias, satisfazendo sua luxúria de maneira criativa, desde que pare antes de atingir o clímax sexual de fato. Às vezes, ele sente isso mesmo se a razão de ele não ter tido o orgasmo for alguma circunstância fora do seu controle – como, por exemplo, ele ouviu seu colega de quarto entrar pela porta da sala, então ele fechou o navegador e parou de se satisfazer. É possível que um homem nessa situação ainda se alegre que Deus "forneceu uma forma de escapar", quando, na verdade, ele estava nadando em pecados sexuais pela hora anterior. A realidade é que o arrependimento ainda é necessário, se ele tiver tido o orgasmo ou não. Ao se satisfazer, ele atiçou o fogo da luxúria e tornou mais difícil resistir da próxima vez.

Imagine a alma como uma cidade cercada por muros. A consciência é a sentinela nos muros. Se um exército de *orcs* aparecer no horizonte, a consciência vai soar o alarme e toda a cidade vai se colocar a postos. Mas se, em vez disso, o pecado entrar na cidade sorrateiramente, de dois em dois, tendemos a pegar leve. Não resolvemos diligentemente as pequenas tentações e concessões. E aí, um dia, acordamos e a cidade está pegando fogo porque deixamos entrar dúzias e dúzias de inimigos na última semana, sempre aos pouquinhos.

Agostinho dizia que não devemos desprezar pecados "leves", já que muitos objetos pequenos se somam em uma grande massa. Todo rio é feito de um grande número de pequenas gotas. Conceder tem um efeito composto, o que significa que podemos medir nosso progresso em santidade pela sensibilidade e atenção da consciência. Uma consciência enfraquecida nada na sujeira e não percebe. Ela se adapta ao mundanismo e à imoralidade. Ela respira veneno que atordoa e enfraquece os reflexos espirituais. Aí, quando chega a oportunidade do pecado grande, ela não resiste. Portanto, é crucial evitar considerar a masturbação e o orgasmo como o único e mais poderoso inimigo nessa luta.

Existem razões biológicas para que o orgasmo se torne a linha na areia. É quando a animação da pornografia cai para a depressão através da liberação de opioides e, com a emoção sexual no passado, nós ficamos imediatamente suscetíveis à culpa, à condenação e à vergonha que se seguem ao fracasso. Mas parte de aprender sabiamente a resistir contra tentações é se arrepender da luxúria em todas as suas formas e não somente quando ela nos joga do penhasco do orgasmo. Na verdade, essa é outra boa ilustração para como muitos homens lutam. Imagine uma colina com um penhasco íngreme no fundo. Ter um orgasmo é como ser derrubado para o fundo do penhasco. Agora, imagine uma pedra redonda enorme no topo dessa colina. O que muitos homens tentam fazer é ficar o mais próximo que conseguirem da borda do penhasco sem cair. Eles plantam seus pés ao fundo da colina e assistem à pedra descer rolando em sua direção. Eles tolamente pensam que serão capazes de parar a pedra no fundo da colina, depois de ela já ter ganhado velocidade. Depois, eles se veem inexplicavelmente arremessados penhasco abaixo. Em vez disso, seu objetivo deve ser travar a batalha o mais alto possível nessa colina.

Diferentes níveis de luxúria

Powlison usa uma analogia com videogames para descrever os diferentes níveis de luxúria.[17] A ideia é que níveis do início são mais fáceis que níveis mais posteriores. Conforme você progride no jogo, os inimigos ficam mais difíceis e as habilidades necessárias para vencer ficam mais complexas. Ele compara isso com os diferentes níveis da luta contra a luxúria.

O primeiro nível é o que ele chama de pecados de "alto esforço e alto custo." São coisas como adultério e ir a um clube de *strip-tease*. Eles requerem muito esforço porque você realmente precisa encontrar outra pessoa para participar. Quando esses pecados são finalmente expostos, eles geralmente são os

---

17   Como princípio, essa analogia pode ser aplicada a qualquer pecado.

mais devastadores. Por causa da visibilidade deles, há muita alegria quando as pessoas são libertas dele.

O próximo nível inclui pecados de "baixo esforço e baixo custo." Este é o nível da pornografia na internet. Nós não precisamos encontrar outra pessoa; só precisamos clicar em uns links. Mesmo assim, ainda há um nível de intencionalidade envolvida e certamente um custo associado ao arrependimento e ao risco de ser pego.

Depois disso, há os pecados "sem esforço." É o que acontece tarde da noite quando você está deitado na cama e imagens sexuais aparecem na sua cabeça. Talvez você se lembre de imagens que viu no passado. Você nem precisa do computador; as imagens estão mentalmente ao seu alcance. Obviamente, pecados assim são mais difíceis de combater porque eles geralmente aparecem sem aviso ou quando estamos particularmente vulneráveis (como quando estamos cansados ou estressados).

Um passo mais à frente desses estão os "pecados que vêm te procurar." Suponha que um homem não está cometendo adultério ou se satisfazendo com pornografia na internet. Mais que isso, suponha que ele seja fiel para expulsar imagens indesejadas quando elas invadem sua cabeça. Ele ainda vai ter que enfrentar as propagandas de lingerie no supermercado ou as imagens provocativas nas revistas próximas ao caixa, ou a mulher jovem com roupas curtas correndo na rua quando o tempo esquenta. Ele não procura essas imagens; elas vêm procurando por ele.

Finalmente, Powlison enfatiza o que ele chama de "pecados atmosféricos", os quais têm a ver com os buracos que cavamos nas nossas mentes ao longo dos anos. Quando vemos uma mulher, aonde nossos olhos vão imediatamente? Eles a examinam e a medem? Independentemente do que ela esteja vestindo, nossos olhos e imaginação fluem para pensamentos de luxúria? Esse é o nível mais alto e mais difícil nível de luta porque ele envolve nossos instintos e intuições imediatos.

Eu destaco a analogia de videogame de Powlison para frisar algo básico: onde você escolhe lutar é onde a batalha será travada. Se você desenhar a linha logo antes da masturbação e do orgasmo, então a batalha acontecerá aí e você provavelmente vai ganhar umas e perder outras. Mas o objetivo deveria ser empurrar e avançar a fim de lutarmos o mais perto possível do nível atmosférico. Queremos resistir ao ponto de reagirmos corretamente às situações, canalizando nossas respostas instintivas para algo piedoso e saudável. Em vez de deixar a pedra rolar colina abaixo, queremos pará-la no topo, assim que ela começar a se mover. Queremos que a inércia seja nossa amiga, não inimiga. Pode ser que você ainda perca algumas batalhas perto do topo. Pode ser que seus olhos ainda passeiem e seus pensamentos flutuem em direções ímpias. Mas perder batalhas no topo é um assunto diferente de perdê-las no sopé.

Esse também é o ponto em que devemos ajustar sabiamente nossas expectativas. Assim que você resolver lutar o bom combate com antecedência, assim que você começar a avançar colina acima para manter a pedra no topo, a batalha vai ficar mais difícil. Você deve esperar que ela fique mais difícil. Você deve esperar que seu corpo – o qual, lembre-se, está habituado ao pecado – reaja, te ataque e tente te levar para a luxúria a fim de conseguir sua dose de dopamina. Você deve esperar que principados e poderes alterem suas táticas e procurem uma abertura. Nada disso deveria te surpreender.

Às vezes, achamos que, se tentarmos sinceramente obedecer a Deus, a vida será mais fácil, mas, na verdade, costuma acontecer o oposto. Eu me lembro de uma fala de *O Cavalo e Seu Menino*: "Shasta ainda não aprendera que, se você faz uma boa ação, sua recompensa geralmente é ter que fazer outra mais difícil e melhor."[18] A recompensa por completar uma tarefa é receber outra tarefa mais difícil. É assim que Deus nos faz crescer em maturidade. Assim, a dificuldade aumentando conforme nós resolvemos subir a colina é um bom sinal. Não somos mais um mero recruta; fomos promovidos a capitão. Ter isso claro é vital para superar as falhas durante a subida. Esperar dificuldade significa que, quando formos derrubados, nós nos levantaremos de novo. Nós nos arrependeremos, aprenderemos, nos adaptaremos e lutaremos melhor.

Mudando o canal

Uma parte significante de lutar com antecedência é aprender a colocar rédeas na imaginação; ela é parte das faculdades inferiores, parte do elefante. Você pode pensar nela como um portal para a alma. Ela é uma interface entre os sentidos corporais e nosso intelecto e vontade.

Veja a imaginação como sendo uma tela na mente. O mundo, a carne e o diabo podem arremessar coisas nessa tela. Uma imagem, um som ou um cenário pode aparecer sobre ela. Não podemos controlar sempre o que é jogado na tela,

---

18   C. S. Lewis, *The horse and his boy* (New York: HarperCollins, 2002), p. 146.

mas podemos controlar o que fica nela. A escolha diante de nós é se deixamos a fita rodando ou se mudamos de canal.

Eu enfatizo *mudar* o canal porque é difícil lutar contra algo usando nada. Você tem que trocar uma imagem por outra porque sempre vai ter *algo* na tela. Tentar olhar para uma tela em branco não vai funcionar; as imagens tentadoras ainda vão reaparecer. Precisamos encontrar outra coisa pra pensar.

Minha opinião é que devemos usar qualquer arma que tivermos à mão. Um pastor que conheço vai imaginar Cristo na cruz – açoitado, ensanguentado, com uma coroa de espinhos na sua cabeça – para poder afastar a luxúria. Jonathan Edwards, o pastor do século 18, colocava diante de si mesmo complexos problemas matemáticos e teológicos para poder resistir contra seus apetites pecaminosos.

Particularmente, tenho vários "canais" diferentes para sintonizar quando estou diante de uma tentação. Eu chamo um deles de "a consequência." Eu imagino a conversa com minha mulher depois que eu pequei. Eu imagino o olhar de dor e desapontamento no rosto dela. Eu nunca mais quero ver aquele olhar. Eu imagino meus filhos descobrindo e ficando confusos pelo que o pai deles fez. Eu penso sobre as implicações para o meu ministério, já que autocontrole e disciplina são pré-requisitos para um pastor. Eu amo pastorear e ensinar, e o prospecto de me desqualificar pela satisfação na luxúria geralmente rompe a atração sedutora.

Além dessa consequência, eu considero as promessas de Deus e sua bondade para comigo. Eu me lembro de que Deus me aprovou e me aceitou, de que ele está satisfeito comigo. Eu conto minhas bênçãos (literalmente), me relembrando de todo o bem – tanto terreno quanto espiritual – que ele fez por mim. Depois, eu uso essa bondade passada como uma reserva para me lançar para frente, em direção às suas promessas de alegria e prazer futuros à sua mão direita. Eu domino as coisas da terra na luta pela santidade. Desfrutar profundamente de Deus com e por meio de todos os seus presentes me imuniza contra os prazeres falsos e sedutores do pecado. É uma razão por que escrevi o livro *As Coisas da Terra*.[19] Eu sei por experiência própria que o apreço profundo em prazeres terrenos legítimos expõe a superficialidade e a falência das corrupções mundanas. E mais: eu não quero perder minha alegria nesses prazeres inocentes. Eu sei que satisfazer pecados traz um peso que oprime a alma e mancha a alegria do pôr do sol, do futebol e do churrasco.

Finalmente, se esses outros meios não funcionarem, eu me dedico a distrações santas. Eu posso fazer umas flexões. Eu posso me levantar da cadeira e limpar a casa. Eu vou achar qualquer coisa que eu puder para me distrair das imagens.

Eu me lembro de uma vez em que a tentação estava incomumente intensa. Os meios típicos de "mudança de canal" eram ineficazes. As imagens e fantasias continuavam voltando, não importava quantas promessas eu lembrava ou o quanto eu pensava nas consequências. Minha solução, afinal, foi pegar um livro de ficção científica. Eu sabia que minha imaginação rapidamente se envolveria com a história e o elefante se acalmaria. Funcionou! Eu me perdi no livro até que meus olhos ficaram pesados e eu caí no sono.

O fundamental é orar honestamente pela ajuda de Deus e *não desistir*. Eu sempre me lembro das palavras de Hebreus 12.4: "ainda não haveis resistido a ponto de derramar sangue." Que imagem! "Eu tenho resistido contra a tentação, Senhor,

---

19 Brasília: Monergismo, 2017.

mas ela continua voltando." "Sim, mas você está sangrando?" Em outras palavras, se a imagem voltar, expulse-a. Se ela insistir, expulse-a de novo. Quantas vezes você deveria mudar de canal? Quantas forem necessárias.

Uma das maiores mentiras que o diabo nos conta é que a única maneira de acabar com a tentação é se rendendo. Precisamos nos reorientar para que saibamos por experiência própria que as tentações não são permanentes; elas vão diminuir.

Bom fingimento

É importante enfatizar que a imaginação não é simplesmente a oficina do diabo. Ela também pode ser de grande ajuda na luta contra o pecado. Uma das maneiras é nos ajudando a sermos verdadeiros "praticantes da palavra." Essa expressão vem de Tiago 1. Eis a passagem completa:

> Sede praticantes da palavra e não somente ouvintes, enganando a vós mesmos. Pois, se alguém é ouvinte da palavra e não praticante, é semelhante a um homem que contempla o próprio rosto no espelho; porque ele se contempla, vai embora e logo se esquece de como era. Entretanto, aquele que atenta bem para a lei perfeita, a lei da liberdade, e nela persevera, não sendo ouvinte esquecido, mas praticante zeloso, será abençoado no que fizer (Tg 1.22-25).

Tiago contrasta praticar a palavra com ser mero ouvinte. Ouvir sem praticar é como olhar para seu próprio rosto em um espelho e depois sair, se esquecendo de como é sua aparência. Então, "ouvir" é igual a "olhar-se no espelho" e "não praticar" é igual a "sair e se esquecer." Simplesmente *ouvir* a palavra não é o mesmo que *obedecer* à palavra. Se tudo que você faz é ouvir, sem praticar, você está se enganando. Deve haver mais do que ouvir.

Mas mais o quê? É olhar para o espelho correto e *praticar* o que você vê. Então, o que é o espelho? O espelho é a lei da liberdade, que Tiago chama anteriormente de "palavra da verdade", pela qual fomos gerados (Tg 1.18), de "palavra implantada", que é poderosa para salvar nossas vidas (Tg 1.21), e a qual ele chama posteriormente de "lei real" da liberdade (Tg 2.8, 12). Em outras palavras, o espelho através do qual devemos olhar atentamente é a Escritura Sagrada, tanto o Antigo quanto o Novo Testamentos, compreendidos sob a luz das boas-novas do Rei Jesus. Essa é a Palavra que devemos praticar. Em outras palavras, estamos atrás da prática *gospel*. Mas o que isso significa?

O praticante do evangelho olha através do espelho da lei real da liberdade. O praticante do evangelho vê-se a si mesmo refletido na viva e eterna Palavra de Deus. Praticar a Palavra, ou o que eu estou chamando de "praticar o evangelho", significa que você olha para Jesus e para si mesmo em Jesus para encontrar a força e a provisão para todos os seus atos. Você foi ressuscitado com Cristo. Você está assentado com ele nos céus. Sua vida está escondida com Cristo em Deus. Um dia, quando ele se manifestar, você também vai se manifestar com ele em glória (Cl 3.1-4). Seu verdadeiro ser, a completude de quem você é e do que Deus te fez para ser serão revelados e manifestados, mas, por enquanto, ele está escondido.

Praticar o evangelho significa que você se vê na lei real de Deus e então *vive para essa imagem*. Você olha para o espelho e não sai dali se esquecendo. Você persevera nessa imagem. Você faz o que vê. Isso é mais do que simples moralismo ou mesmo exemplo moral. Não é simplesmente "O que Jesus faria?" Eu acho essa pergunta geralmente abstrata e distante demais para ser útil. Em vez disso, é melhor "O que eu faria, se eu estivesse cheio de Jesus?"

C. S. Lewis chamou isso de "bom fingimento." O mau fingimento é hipocrisia. É quando fingimos ser algo que não somos. Nosso fingimento, nossa falsidade, é um substituto para a realidade. O bom fingimento é quando ele *leva para* a realidade. É o que crianças fazem quando fingem estar crescidas para que possam crescer. É isso que cristãos fazem, na nossa condição de peregrinos, quando Deus nos manda praticar a Palavra.

Falando na prática, funciona assim: imagine como você seria se você realmente fosse renovado profundamente pelo evangelho – se você realmente acreditasse que o Deus vivo está a seu favor e que suprirá todas as suas necessidades. Imagine essa versão de si mesmo, a versão que é livre, feliz, estável e cheia de amor. Agora, pegue esse você imaginário e o coloque nas situações que você enfrenta na sua vida. Se você realmente amasse a Deus profundamente e de coração e se realmente amasse seu próximo sinceramente, o que você faria? Quando você tiver a resposta, peça ajuda a Deus e vá e faça (mesmo se você suspeitar que suas motivações sejam mistas).

Em outras palavras, pratique os atos de amor mesmo quando a motivação verdadeira (ou parte dela) faltar. Não espere para que suas motivações sejam completamente puras.

148 Mais que uma batalha

Arrependa-se das suas motivações impuras, das suas preferências pecaminosas e da sua apatia espiritual. Olhe para si mesmo pelo espelho do evangelho, a lei libertadora do Rei Jesus. Veja que você é à luz das boas-novas e não se esqueça dessa imagem quando se afastar. Lembre-se dela. Persevere na imagem de si mesmo em Cristo. Afaste-se e faça o que você viu, mesmo se você não sentir completamente o que viu e, como diz Tiago, você será abençoado no que fizer.

Isso tem relevância para a busca por santidade no geral, mas também para a luta contra pecados sexuais em particular. Inicialmente, essa é uma maneira de mudar o canal da imaginação. Quando tentado pela luxúria, imagine o que você faria se você agisse piedosamente, com estabilidade e cheio de Jesus. O que o "você evangélico" faria? Esse tipo de pergunta neutraliza a luxúria ao mover o foco do objeto da luxúria para a sua resposta e recupera a imaginação ao colocá-la para buscar santidade.

Não por acaso, essa é uma razão por que mentores piedosos são tão cruciais para recuperar a imaginação. Um mentor piedoso fornece uma vida que vale a pena imitar, um exemplo concreto que fortalece a imaginação de outros a fim de que obediência, fidelidade e estabilidade se tornem reais para eles. Os homens passam a ver o esboço da sua própria fidelidade e autocontrole através da fidelidade e autocontrole atuais do mentor. Eles crescem na habilidade de imaginar como será *eles* andando pelo Espírito porque eles veem o mentor deles andando pelo Espírito agora.

Ainda mais que isso, a exortação de Tiago se encaixa bem com a figura da santificação impelida pela graça em Romanos 6. No capítulo 4, eu mencionei as duas exortações primárias que Paulo faz nessa passagem: uma a respeito da mente e outra a respeito do corpo. Contudo, vale a pena olhar mais detalhadamente para vermos a imagem inteira.

Nessa parte da carta, Paulo está tentando demonstrar que o evangelho da graça de Deus e a justificação do ímpio não nos levam a continuarmos na nossa perversidade. Embora a graça transborde quando o pecado aumenta (Rm 5.20-21, NVI), não devemos pecar *a fim de que* a graça aumente (Rm 6.1, NVI). Aqueles que morreram para o pecado não podem mais viver nele (Rm 6.2). Nós fomos batizados em Cristo e, portanto, batizados na sua morte (Rm 6.3). O propósito dessa união – significada e representada no nosso enterro no batismo – é que fôssemos ressuscitados para que "assim andemos nós também em novidade de vida" (Rm 6.4). A união com Cristo na sua morte necessariamente leva à união com ele na sua ressurreição (Rm 6.5). O velho homem – a humanidade adâmica, que está habituada ao pecado e sujeita à maldição – foi crucificado com Cristo; como resultado, não servimos mais ao pecado (Rm 6.6). Cristo, porque foi ressuscitado dos mortos, agora tem domínio completo sobre a morte (Rm 6.9). Ele morreu para o pecado de uma vez por todas e agora vive somente para Deus (Rm 6.10). Cristo, como o cabeça da nova raça humana, está livre da pena, do poder e da presença do pecado e da morte.

Baseado nas obras de Deus em Cristo, e baseado também na nossa união com ele pela graça através da fé, Paulo exorta: "Assim, também, [perceba como a exortação deriva dos versículos anteriores] considerai-vos mortos para o pecado, mas vivos para Deus, em Cristo Jesus." (Rm 6:11). Este é o ato mental, o ato imaginativo que somos chamados para realizar. Devemos "considerar a nós mesmos", "imaginar a nós mesmos", como está escrito, de uma forma específica:

150 Mais que uma batalha

mortos para o pecado, mas vivos para Deus. Essa imaginação não é mera fantasia; ela está enraizada na realidade do que Deus fez, assim como a prática evangélica começa com nos vermos pelo espelho da lei da liberdade.

Logo após o ato mental e imaginativo, chegamos à dimensão corporal – nós nos recusamos a deixar o pecado reinar nos nossos corpos. Não mais obedecemos aos nossos desejos (Rm 6.12). Não somos mais governados pelo elefante indisciplinado. Em vez de apresentarmos nossos membros para o pecado como instrumentos do mal, nos apresentamos para Deus como homens novos e ressurretos, e lhe apresentamos nossos membros como instrumentos de justiça (Rm 6.13). Não mais oferecemos nossos membros para nosso antigo senhor de escravos e para os propósitos dele. Ao invés disso, nos oferecemos para um novo mestre e empregamos nossos corpos para os propósitos justos dele. A graça de Deus nos libertou do domínio do pecado e da rígida tutela da lei (Rm 6.14) para podermos agora ser conformados à imagem de Jesus.

No fim das contas, só temos duas opções: ou nos apresentamos como escravos para o pecado ou nos apresentamos como escravos para a obediência (Rm 6.16). Um caminho leva à crescente ilegalidade, impureza, vergonha e, por fim, à morte. O outro caminho leva à crescente justiça, santificação e, por fim, à vida eterna (Rm 6.19-23).

Tanto em Tiago quanto em Paulo, começamos com a obra de Cristo e com a revelação de Deus. À luz do que Jesus fez, nos vemos e nos consideramos de uma certa forma. Nos vemos através do espelho da Palavra de Deus. Nos consideramos à luz da obra de Cristo. A partir dessa visão mental e imaginativa e com a ajuda do Espírito de Deus, nós agimos com nossos corpos. Nós praticamos a Palavra. Apresentamos a nós mesmos e a nossos membros para Deus e ele nos abençoa no que fizermos. Ele nos dá graça, santificação e vida eterna. Essa é a vida eterna: conhecer o único Deus verdadeiro e Jesus, que ele enviou. Na presença dele há plenitude de alegria, e à direita dele há eterno prazer (Sl 16.11).

Uma palavra aos mentores

Imaginação e sonhos

Conforme os homens começam a progredir na resistência contra tentações sexuais, eles podem começar a passar por poluções noturnas ("sonhos molhados"). Elas podem ser especialmente frustrantes porque geralmente são acompanhadas por sonhos altamente sexuais. É importante ajudar e pastorear esses homens sobre como pensar acerca desse aspecto da luta. Vale a pena se lembrar de algumas verdades.

Primeira: a mudança entre buscar ativamente pornografia e masturbação e ser afligido por um sonho sexual é significativa. Deve ser visto primariamente como um sinal de crescimento e sucesso na luta contra o pecado. O diabo está recorrendo a atacar sua imaginação enquanto você dorme. Na maioria dos casos, é porque as outras entradas da tentação foram fechadas. Então, encare isso como um sinal de progresso na santidade.

Segunda: considere a presença de sonhos molhados mais como algo que nos aflige do que como uma ação. É algo que acontece com você, não algo que você faz. Se já temos um controle limitado sobre quais imagens são jogadas nas telas das nossas mentes quando estamos acordados, temos ainda menos controle quando estamos dormindo! Considerar os sonhos molhados como algo que nos aflige é importante porque coloca as expectativas no lugar correto. Pecados devem ser destruídos; coisas que nos afligem devem ser resistidas.

Terceira: fidelidade à sua imaginação quando acordado pode, com o tempo, levar a sonhos menos sexualizados. Pense dessa maneira: o uso de pornografia no passado supriu uma reserva de imagens e cenários na sua memória. O diabo usa essa reserva para manipular seus sonhos. Conforme você anda em fidelidade, o poder dessas imagens na sua memória vai diminuir. Haverá menos apoios na sua memória para o diabo se escorar. Uma mudança nos sonhos pode demorar um longo tempo (talvez anos), mas a fidelidade em longo prazo vai geralmente ter um efeito positivo na qualidade dos seus sonhos.

Quarta: caso um sonho molhado aconteça, uma abordagem sábia é diminuir a situação. Não tente se lembrar do sonho. Não role nos sentimentos de culpa que podem acompanhar o sonho. Resista a eles com o evangelho. Comprometa o seu caminho ao Senhor. Peça por sua graça e proteção contra os terrores da noite (os quais incluem o diabo, que busca nos destruir quando estamos mais fracos). Supere o sonho e, tanto quanto puder, tente esquecê-lo.

10

Uma palavra aos jovens: solteiros, namorados e noivos

A essa altura, você já deve ter uma boa ideia da paisagem do campo de batalha, assim como da natureza da guerra. Ela é mais longa do que costumamos esperar. Ela é mais ampla do que costumamos reconhecer. Ela é mais profunda do que costumamos perceber. E, quando começamos a lutar, ela se torna mais sutil do que poderíamos prever.

Nos últimos capítulos, eu quero oferecer conselhos sábios particulares para homens em diferentes estágios da vida. Os contornos da batalha mudam conforme um homem avança nos estágios da vida: estando solteiro, passando a namorar até noivar, até chegar ao casamento e aos filhos. É bom reconhecer como esses princípios da luta se aplicam nesses diferentes estágios.

Retomando o controle de si próprio

Quero começar com homens jovens, desde o ensino fundamental até a faculdade. O desafio fundamental da vida adulta jovem é aprender a adestrar as paixões.

156 Mais que uma batalha

Quando a puberdade começa, os hormônios ficam livres pelo corpo e o elefante começa a agir por conta própria. Adestrar o elefante indisciplinado é a tarefa central para homens jovens. É claro que a Bíblia recomenda domínio próprio para todos nós. Os bispos devem ter domínio próprio (1Tm 3.2; Tt 1.8). Os homens mais velhos devem ser equilibrados (Tt 2.2). Mulheres mais velhas devem ensinar mulheres jovens a serem equilibradas (Tt 2.5). Nesses casos, a exortação de Paulo para terem domínio próprio está inserida em uma lista de outras virtudes.

Mas, quando Paulo exorta homens jovens, só há uma coisa na lista: "Exorta de igual modo os jovens para que sejam equilibrados" (Tt 2.6). Esse é o desafio principal para homens jovens, especialmente para os que ainda não se casaram. Na verdade, se um homem solteiro não é capaz de dominar-se, Paulo o adverte para se casar, a fim de não arder de paixão (1Co 7.9).

Se você é um homem jovem lendo esse livro, a coisa fundamental que você precisa aprender é o domínio próprio. Você precisa aprender a controlar-se, a governar-se, a dominar-se. Como cristão, você deve fazer isso confiando na graça de Deus no evangelho. O domínio próprio é fruto do Espírito (Gl 5.22-23). Quando o Espírito começa a trabalhar na sua vida, Deus vai restaurar o controle de você mesmo *para você*.

É claro que, em última análise, Deus faz o trabalho. A graça de Deus nos treina para rejeitarmos a impiedade e as paixões mundanas e para vivermos vidas equilibradas, justas e piedosas neste mundo (Tt 2.11-12). Perceba isso: a *graça* nos treina. Deus faz o trabalho.

Mas, quando Deus trabalha, ele não fica em um vácuo. Ele não trabalha *separado dos nossos esforços*, mas *através deles*.

As paixões não são adestradas separadamente da nossa vontade, mas são postas de joelhos pela nossa vontade santificada. Deus não simplesmente nos teletransporta para a santidade. Em vez disso, ele trabalha nas nossas vidas de forma que nós dominemos nossos pensamentos, nossos olhos, nossas mãos e nossa imaginação. Nós levamos cativos os nossos pensamentos para que obedeçam a Cristo (2Co 10.5). Nós apresentamos os membros do nosso corpo a Deus como instrumentos de justiça (Rm 6.13).

Esse trabalho é nosso e também de Deus. Nós desenvolvemos a nossa salvação porque é Deus quem produz em nós tanto o querer como o realizar, segundo a sua boa vontade (Fp 2.12-13). O Espírito de Deus reorienta nosso condutor para que, com nossas mentes focadas em Cristo, aprendamos a direcionar e regular o elefante indisciplinado.

Falando na prática, o que as expressões *domínio próprio* e *autocontrole* significam? Controlar a si mesmo significa que *eu* digo aos meus olhos para onde olhar. *Eu* digo à minha mente o que pensar. *Eu* controlo o que aparece na tela da minha imaginação. *Eu* estou no controle dos meus membros porque eu estou andando pelo Espírito e ele está graciosamente restaurando o meu autocontrole.

Vencendo batalhas pequenas

Eu acho isso particularmente útil para lidar com os "pecados que procuram por você" – coisas como reagir a situações, as estantes de revistas ou o *outdoor* na estrada. Esses tipos de tentação não são apenas oportunidades para o pecado; eles são oportunidades para reconhecer o trabalho de Deus na minha vida para cultivar o domínio próprio. Em períodos quando eu senti a atração da tentação sexual mais forte, algumas vezes eu antecipei e até acolhi pequenas tentações como essas a fim de ganhar uma vitória clara e decisiva na batalha. Ao dirigir na rua, eu sei que há um *outdoor* à frente que causa uma tentação. Eu antecipo a luta, a entrego ao Senhor, peço a ele para me conceder o domínio dos meus impulsos e membros e, finalmente, mantenho meus olhos fixados à frente. (Eu digo aos meus olhos para onde olhar; não são eles que me dizem para onde olhar.) Depois que a batalha é vencida, eu agradeço a Deus pela obra dele na minha vida. Meus olhos não são meus mestres. Deus está restaurando o meu autocontrole. Isso me impede de ficar preso no lamaçal da tentação e adotar uma atitude derrotista em relação à luta. A vitória, assim como a derrota, é contagiosa.

O domínio próprio não é relevante apenas para a luxúria. Na verdade, um homem jovem que somente busque ter domínio próprio com seus apetites sexuais provavelmente vai perceber que são teimosos e poderosos. O domínio próprio se espalha. É aqui que a guerra mais ampla se torna relevante. O chamado de Deus para homens jovens é desenvolver um autocontrole forjado pelo Espírito sobre todas as paixões – luxúria, ansiedade, raiva, depressão, inveja, descontentamento. O aspecto comum em cada um desses casos é que eles são respostas imediatas e impulsivas para eventos e circunstâncias externos. Imagens provocativas aparecem na tela do computador e o elefante se vira na direção delas. Aquela prova importante, ou aquela partida importante, ou aquele baile importante está chegando na sexta-feira e o elefante se enche de ansiedade. Nossos pais controlam nossas vidas ou nossos amigos nos dão as costas e a raiva queima em nossos corações. Uma garota rejeita nossos avanços românticos e a tristeza e a depressão tomam conta. Um amigo consegue uma namorada, uma ótima oportunidade de emprego ou algum sucesso na vida e a inveja e o descontentamento imediatamente nos seguram pela garganta.

Em cada um desses casos, o que é necessário é o domínio das paixões forjado pelo Espírito. Eu já vi situações em que o problema aparente era a pornografia e a masturbação, mas o real problema era o descontentamento, a depressão e a inveja. Lutar contra esses impulsos até derrubá-los e aprender a combatê-los com as promessas de Deus é crucial. O domínio da inveja e do descontentamento vai se estender até os esforços para dominar os apetites sexuais.

Ou, novamente, considere o que Tiago nos diz sobre adestrar a língua. "A língua também é um fogo" (Tg 3.6), que põe o mundo em chamas. Os humanos adestraram todos os tipos de feras e aves, "mas nenhum homem pode domar a língua" (Tg 3.7-8). Porém, ele também diz: "Se alguém não tropeça no falar, esse homem é perfeito e capaz de refrear também seu corpo inteiro" (Tg 3.2). Em outras palavras, adestrar a língua é inacreditavelmente difícil, basicamente impossível para humanos por conta própria. Um pensamento vem à mente e vai direto para a boca. O homem que, com a ajuda de Deus, é capaz de colocar freios na língua e fazê-la ajoelhar também será capaz de colocar freios no resto do seu corpo, incluindo seus impulsos e vontades sexuais. O domínio próprio se espalha.

Prestação de contas e pais fiéis

Há mais dois conselhos sábios para homens jovens em particular (embora eles sejam relevantes para todos). O primeiro tem a ver com grupos de prestação de contas.

Minha experiência com prestação de contas entre colegas foi péssima. Os grupos eram basicamente grandes poças de pecado, onde homens jovens que estavam sendo moídos pela luxúria lamentavam um com o outro. O fato de que nenhum de nós era capaz de dar passos significantes em santidade por longos períodos tinha um efeito sutil, mas profundo, de desencorajamento em todos nós. Em vez de incentivarmos uns aos outros em amor e boas obras (Hb 10.24), nossas reuniões nos faziam questionar se a vitória era sequer possível.

É por isso que é especialmente importante que homens jovens sejam mentorados e prestem contas para homens piedosos que tenham visto vitória significativa nessa área e que sejam modelos da santidade santificadora de Deus, que tenham vencido batalhas e que carreguem o aroma de Cristo. Homens jovens precisam saber que a santidade, embora imperfeita, é possível. O pecado sexual não precisa ser uma masmorra em suas vidas. Além do mais, homens afetados raramente chamam outros a tomarem maiores responsabilidades por suas ações ou fornecem conselhos estratégicos. Pode haver um tipo de irmandade quando você encontra um irmão que também está na lama, mas nenhum de vocês vai poder ajudar muito o outro a sair do buraco.

Consequentemente, o chamado para melhor prestação de contas para homens jovens necessita de pais fiéis, sejam pais biológicos ou pais na fé. Pais em excesso se desqualificaram para ajudar seus filhos. Seus fracassos atuais os deixaram praticamente inúteis para equipar seus filhos a resistirem contra as tentações. Eu sei que esse pode ser um assunto sensível para alguns leitores. Alguns pais podem sentir um peso maior de vergonha por causa dos efeitos geracionais do pecado (sejam efeitos potenciais ou reais). Ao mesmo tempo, a afeição de pai e o desejo de poupar nossos filhos da devastação e da destruição causadas pelo vício sexual podem ser motivações poderosas na nossa luta. A ameaça sexual para nossos filhos é real. Facilidade, acessibilidade e o forte efeito da droga de polissubstâncias – tudo isso fica à espreita conforme nossos filhos crescem em um mundo tecnológico e pornográfico.

Quando penso nos meus próprios filhos começando a puberdade e enfrentando esse desafio, eu quero poder dizer: "Eu sei que é difícil, mas é possível resistir. É possível direcionar o elefante. É possível, pela graça de Deus, ser um homem com integridade." Quero poder ser capaz de dizer isso *porque eu vivi isso*. Eu não quero que eles cheguem ao ponto em que eu seja forçado a dizer: "Vocês vão ter que aprender a conviver com o fracasso." Eu creio que podemos fazer mais pelos nossos filhos e filhas.

Quando você está namorando ou noivo

Tudo que eu disse até aqui neste capítulo aplica-se igualmente a homens que estão solteiros e a homens que estão namorando ou noivos, mas namorar e estar noivo também aumenta os riscos na luta. Há agora outro ser humano intimamente envolvido, então a devastação causada pela luxúria é bem mais abrangente.

Ao mesmo tempo, o homem piedoso agora tem algo mais concreto pelo que lutar. Ele quer ser o tipo de homem que é digno da atenção e da confiança dessa mulher. Em outras palavras, embora o conselho seja o mesmo, o homem que está namorando ou noivo tem uma motivação a mais. Um homem solteiro pode querer crescer em santidade para que ele esteja pronto para liderar uma mulher, mas sua futura esposa é uma abstração. Um homem que está namorando ou noivo tem a motivação na frente dele; ela é real e concreta.

Então, se você está namorando ou noivo, minha primeira exortação para você é simples: cuidado para não transferir a atenção luxuriosa da tela do computador para sua namorada ou noiva. Um homem jovem que está sendo escravizado pela pornografia e que transformou seu corpo em uma arma, de forma que o pecado é fácil para ele, pode perceber que a nova mulher na sua vida o inspira a resistir contra as tentações mais vigorosamente. Ele quer matar o dragão no seu próprio coração para que ele possa alcançar a garota. Mas também é possível que ela se torne a tentação. Se ele começar a fazer a fera passar fome por falta da comida que ela está acostumada, ela pode simplesmente começar a se alimentar de outra coisa. O pecado encontra outro alimento. Isso é especialmente verdadeiro quando o casal entra no noivado. O nível de comprometimento é alto. A intimidade emocional está aumentando, mas a intimidade sexual ainda precisa esperar. No entanto, o aumento da intimidade emocional e o fato de que o dia do casamento está à vista significa que é muito mais fácil começar a afastar as fronteiras um com o outro. Um simples beijo ou um abraço afetuoso começam a dar espaço para amassos e carícias indevidas. Assim como o uso da pornografia, onde você decide lutar é onde a batalha será travada. Muitos casais podem rastrear a linha da batalha conforme ela se move para cada vez mais perto da fornicação e, mesmo assim, eles sentem certa impotência diante disso. Frequentemente, esse afastamento das fronteiras acontece porque o homem jovem quer comunicar à sua noiva que ele a acha linda e desejável. Assim, o casal começa a fazer carícias preliminares enquanto ainda tentam parar logo antes do ato sexual, mas isso é extremamente difícil porque os beijos e as carícias foram *projetados* para levar ao sexo. Eles são presentes de Deus que devem levar ao ato conjugal. O casal que faz carícias preliminares está tentando entrar no trem da intimidade sexual e depois pular dele antes que eles cheguem ao fim da linha. Eles colocam a pedra para rolar colina abaixo, mas ainda querem pará-la lá embaixo, antes que ela os derrube penhasco abaixo.

Essa é uma razão por que, em geral, eu incentivo casais a não terem noivados longos. Paulo disse que é melhor casar-se do que queimar de paixão. Um noivado longo é basicamente como tentar ficar diante de uma grande fogueira por um ano, dois anos, três anos... Quanto mais longo o noivado, maior a tentação, mais provável o pecado e mais profundas e duradouras as consequências. Então, a segunda exortação é: case-se; não fique queimando de paixão até que ela te consuma.

Não importa o quanto o noivado seja longo ou curto, a tentação ainda é real. As paixões ainda são facilmente estimuladas. Devido à maneira como o desejo de um casal um pelo outro mutuamente alimenta e fortalece tais paixões, o objetivo é achar algumas razões mais profundas para resistir contra essa atração que contrabalanceiem essa força. Se a gravidade sexual está puxando os noivos para um buraco negro de imoralidade, precisamos acoplar foguetes potentes para que eles escapem.

Em minha experiência com aconselhamento de noivos, uma das maneiras fundamentais que eu tento fornecer esse impulso é reestruturando a resistência deles contra pecados sexuais um com o outro. Em razão de querermos, no fim das contas, que as intimidades emocional, espiritual e sexual estejam unidas no casamento, é difícil suprimir um tipo de intimidade (a física) enquanto as outras estão crescendo e aumentando. A atração para pecarem um com o outro é fortalecida pelo bom e correto desejo que eles têm de conhecerem um ao outro, buscarem um ao outro e serem um com o outro. Mas o noivado é precisamente o período da vida em que as intimidades emocional e espiritual estão crescendo, enquanto a sexual está esperando. Nesse período difícil, meu objetivo é fornecer incentivo adicional para resistirem contra a atração das tentações sexuais um com o outro. Nas minhas sessões de aconselhamento, eu digo aos dois (e especialmente ao homem) algo assim: "A coisa fundamental que você está fazendo no noivado é demonstrar para sua futura esposa que você é confiável. Para poder se entregar de maneira completa e correta para você no casamento, ela precisa confiar em você. Ela precisa saber que você pode ser confrontado por uma bela mulher, que sente atração por você, te deseja e quer estar com você, e que você pode resistir contra essa tentação. Ela precisa saber que você pode dar de cara com a mulher proibida e se afastar dela. No casamento, você não sabe quem será a mulher proibida, mas, no noivado, você sabe. Você está noivo dela. Da perspectiva da sua futura esposa, sua noiva atual *é* a outra mulher."

A oportunidade da tentação

Em outras palavras, eu quero que o casal, especialmente o homem, veja a oportunidade que o noivado dá. Ele tem a chance de mostrar à sua noiva que ele pode dizer "não" tanto para ela quanto para a pornografia. A integridade e o domínio próprio dele são vitais para ganhar e manter a confiança dela a fim de que o casamento seja saudável e santo. Embora ela não esteja presente à meia-noite, quando ele é tentado a ver pornografia no computador, ela está presente às nove da noite, quando eles estão prestes a assistir um filme sozinhos e pensando se ficam abraçados no sofá. Sabendo ou não, ela está aprendendo sobre o domínio próprio dele através de como ele se relaciona com ela. "Aqui está uma mulher que não é sua esposa, mas que te ama, te deseja e quer estar com você. Você consegue resistir? Você consegue honrar seu Deus? Você consegue se manter fiel à sua esposa?" Essa é a pergunta diante de um casal de noivos.

Em outras palavras, se você está namorando ou noivo, eu quero colocar em outro molde à tentação que você enfrenta com sua amada. Eu quero usar seu nobre desejo de ser fiel à sua futura esposa contra seu desejo atual de cometer imoralidade sexual com sua noiva. Eu quero que você diga sim para sua esposa ao dizer não para sua noiva.[20]

---

20 Para deixar claro, eu não estou sugerindo que sua noiva está (necessariamente) buscando tentá-lo; estou simplesmente reconhecendo a tentação mútua que o relacionamento de vocês causa e estou chamando você para tomar a iniciativa a fim de guardar seu casamento. Seu objetivo deve ser praticar e se preparar para ser o cabeça dela ao resistir contra seus desejos impróprios por ela agora.

166　Mais que uma batalha

Isso é realmente crucial para casais de noivos. É uma coisa linda quando uma esposa pode se entregar livremente e sem reservas para seu marido. Quando eu penso sobre isso, eu geralmente me lembro de algo que C. S. Lewis escreveu sobre seu casamento com sua mulher, Joy: "Por aqueles poucos anos, [Joy] e eu nos banqueteamos em amor, em todas as suas maneiras – solene e alegre; romântico e realista; às vezes, dramático como uma tempestade; outras vezes, confortável e sem exageros como calçar suas pantufas macias. Nenhum cantinho do coração ou do corpo ficou insatisfeito."[21] Esse tipo de liberdade no casamento é profundamente satisfatório, mas ele vem de uma confiança profunda.

O oposto também é verdade. Um casal que peca junto no noivado vai carregar as consequências para o casamento. Haverá um tipo de mancha na intimidade deles. A sexualidade deles vai ser frequentemente afetada pela culpa e vergonha que perdura do pecado durante o noivado. A confiança foi quebrada, e a rachadura persiste. Ambos viram em primeira mão que, nas circunstâncias corretas, o desejo sexual pode sobrepujar a vontade piedosa do seu cônjuge e esse conhecimento, mesmo quando não é reconhecido ou é subconsciente, causa uma distorção no casamento.

Então, se você está noivo, lembre-se disso: nenhum casal cristão deseja que tivessem sido mais físicos no noivado. Nenhum casal piedoso olha para trás e diz: "Eu queria que tivéssemos sido menos pudicos durante nosso noivado. Eu queria que tivéssemos afastado mais fronteiras juntos." Em vez disso, a coisa mais comum que você ouve de muitos é: "Por que não esperamos? Por que não nos seguramos? Nossos

---

21　C. S. Lewis, *A grief observed* (New York: HarperOne, 2001).

primeiros meses de noivado não teriam sido mais doces se tivéssemos colocado uma fundação de confiança, estabilidade e piedade um com o outro?" Essa é a oportunidade que namorar e noivar dá. A motivação para ser santo é mais real, as consequências do fracasso são mais graves e a recompensa de andar pelo Espírito e recusar-se a satisfazer os desejos da carne é mais satisfatória em um casamento saudável e santo.

Uma palavra aos mentores

Confessando-se para a noiva

"Eu deveria confessar meu pecado sexual para minha namorada?" Essa é uma pergunta comum de homens que não se casaram e que estão lutando contra a pornografia. Como regra geral, eu não acho que um homem deveria confessar tais pecados para sua namorada. É colocar nela um fardo que ela não precisa carregar. Ela não é a esposa dele. Ele não é o marido dela. Ele não violou uma aliança com ela e ela não está em posição de oferecer ajuda para ele nessa luta. Se ele vai confessar para outros, deve ser para homens piedosos que são capazes de entender a luta e que o ajudem a prestar contas. Portanto, eu desencorajo que homens cristãos confessem para suas namoradas o uso de pornografia.

Contudo, as coisas mudam quando um casal fica noivo. Parte do aconselhamento para o futuro casal deve envolver discussões sobre sexo e elas devem incluir algo sobre os pecados sexuais passados (e as lutas atuais). Essa é uma área que é particularmente tensa e inquietante, mas pastores e mentores sábios são particularmente importantes para facilitar e guiar essas conversas. Um mentor e sua esposa podem oferecer ajuda e estabilidade inestimáveis conforme o futuro casal trabalha através dos desafios dos pecados sexuais passados e atuais.

Ao mesmo tempo, o homem deve ser cuidadoso para não fazer da sua noiva sua parceira de prestação de contas. Como discutimos no capítulo 2, hábitos saudáveis de confissão envolvem confessar para Deus primeiro buscando seu perdão fundamental; confessar para homens piedosos buscando cura e aconselhamento e, então, se necessário, confessar para a esposa buscando restauração. A noiva de um homem ocupa uma posição "intermediária", em que ela é mais que uma namorada, mas não é uma esposa. Como mentor, seu papel será ajudar casais de noivos a entender como são os hábitos de confissão saudáveis nessa fase única da vida. Quando você fizer isso, você deve se fazer duas perguntas fundamentais:

1. O que vai ajudar cada uma dessas pessoas a amar mais a Deus e crescer em santidade?
2. O que vai ajudar cada uma dessas pessoas a determinar se devem mesmo se casar?

11

Uma palavra aos casados: o cão de guarda e o animal enjaulado

Neste capítulo, quero abordar algumas das complicações que surgem no casamento como resultados de imoralidades sexuais e como essas complicações acabam prolongando a luta e os padrões de falhas, em vez de reduzi-los. A essa altura, eu estou presumindo algum grau de progresso na implementação das estratégias que já discutimos. Criar espaço, fazer a fera passar fome, ter padrões de confissão e de prestação de contas e travar a batalha em várias dimensões – tudo isso já está em prática. Presumindo que o homem começou a emergir dos seus hábitos e padrões de luxúria, que tipos de desafios adicionais ele deveria esperar, particularmente se for casado?

Deixe-me colocar dessa forma: eu já percebi que o diabo tem artimanhas, tramas e planos. Essa noção vem especialmente de 2Coríntios 2.10-11, em que Paulo alerta a igreja: "para que Satanás não leve vantagem sobre nós, porque não ignoramos as suas artimanhas." Lembre-se do que sabemos daquela situação em Corinto: um homem pecou de maneira flagrante (não sabemos os detalhes) e, com isso, causou grande dor à igreja. A igreja o tinha punido e ele estava aparentemente arrependido. Contudo, parecia que a igreja estava meio relutante sobre recebê-lo de volta. Eles não queriam perdoá-lo e confortá-lo. Paulo escreve estimulando-os a reafirmarem o amor por ele porque é isso que a obediência a Deus requer. Depois, ele faz o comentário sobre se antecipar ao diabo por saber das suas artimanhas.

Em outras palavras, há camadas para os planos do diabo em situações como essa. A primeira camada é fazer o homem pecar gravemente. Conseguindo sucesso nisso, o plano segue. Agora, a artimanha é fazer o homem esconder o pecado, mas isso falha e o pecado é exposto. Agora, talvez Satanás queira que a igreja tolere o pecado (como os coríntios fizeram em 1Co 5), recusando-se a exercer disciplina eclesiástica. Mas, presumindo que a igreja administre a disciplina, os planos não acabaram. Agora, o objetivo é fazer a igreja se recusar a aceitar o pecador quando ele retorna. Em outras palavras, nem sucesso nem fracasso removem os estratagemas de Satanás. Sempre há um contra-ataque à frente.

É como o programa de televisão *24 Horas*. Você lembra como era cada temporada? Há um plano para assassinar o presidente. Por volta do episódio 6, Jack Bauer e a equipe estão encurralando o culpado, mas você sabe que o nome desse programa é *24 Horas*; ainda há mais 18 episódios pela frente, então você sabe que vai haver uma reviravolta. A trama, de fato, se complica: a tentativa de assassinato do presidente era somente uma cortina de fumaça para conseguir roubar os códigos nucleares. No episódio 12, quando eles capturam o vilão com os códigos nucleares, é revelado que isso era uma parte menor de um plano para conseguir armas biológicas, as quais estão agora nas mãos do chefe do vilão, e assim por diante. É assim que o diabo opera. Há camadas de tramas e esquemas. Há contingências para quando você tem sucesso e para quando falha. Quando você falha, a trama envolve fazer você rolar nessa falha, maratonar e sentir uma culpa esmagadora. Quando você tem sucesso, o novo plano envolve fazer você sentir orgulho, autoconfiança e se deixar levar. Mas a parte importante para nós é que sempre há uma trama abaixo da outra e precisamos ficar atentos a isso.

Uma trama diabólica: o cão de guarda e o animal enjaulado

Agora, quando se trata de casamento e da luta contra pecados sexuais, eu tenho um enredo específico em mente. Ele pode aparecer quando um marido ainda está sob as garras da pornografia e pode persistir até muito depois de ele se livrar disso. Eu chamo esse enredo de "o cão de guarda e o animal enjaulado", e ele tem a ver com os ciclos de reação e reação exagerada nos quais marido e mulher caem quando buscam lutar contra os pecados sexuais e se recuperar dos fracassos sexuais.

A ideia básica é que os pecados sexuais do marido alimentam o medo na sua esposa. Eles geralmente ativam a insegurança dela e, por causa dessa insegurança, ela age para proteger a si mesma. Então, ela se torna hipervigilante, identificando tentações sexuais onde quer que eles estejam. Em outras palavras, ela se torna um cão de guarda.

A hipervigilância dela, por sua vez, reforça ao marido que ele é um animal enjaulado, sempre prestes a ceder às paixões sexuais. Basta um cheiro de tentação sexual e ele poderia estar caindo do penhasco. Assim, o medo dela alimenta ansiedade e hipervigilância nele. Agora, quando ele sai em público, ele está tenso. Ele quer guardar os olhos, então ele está constantemente atento a *outdoors*, imagens e mulheres atraentes, que são todos ameaças. Ele fica incapaz de ter interações normais com mulheres no trabalho ou na igreja, vendo-as inerentemente com ameaçadoras.

Enquanto isso, a esposa dele percebe a hipervigilância dele e os medos dela de ele estar por um fio são reforçados. Então, quando ele se contorce quando uma mulher atraente passa, ou se ela nota ele percebendo a garçonete bonita, ou talvez se ela percebe os olhos dele se demorando demais em uma direção específica, ela fica profundamente machucada porque seus piores medos se confirmaram. A falha dele alimenta o medo dela. O medo dela alimenta a sensibilidade dele. A sensibilidade dele se torna uma ansiedade trêmula e essa ansiedade reforça o medo dela, de forma que uma simples saída à noite fica repleta de minas terrestres. A mera presença de uma mulher atraente ou de uma imagem provocativa faz a coisa toda explodir e as conversas depois da explosão não ajudam. Ele é incapaz de explicar a natureza da tentação. Ela é incapaz de entender por que ele não consegue ter olhos somente para ela. Eles tornam-se incapazes de se divertirem em uma noite juntos.

Esse casal acha que tem um problema com pecados sexuais, mas não é o caso. Eles têm um problema com ansiedade e reatividade. Isso é bem mais profundo. Essa é a dinâmica que está alimentando a tentação sexual. É isso que está financiando o jornal, enquanto a garçonete rouba todas as manchetes. Ao nível que o casal continua a se mover em ciclos de hipervigilância e reatividade, eles vão continuar presos e frustrados enquanto a parede entre eles fica cada vez maior. Além disso, a probabilidade de sérios pecados sexuais também fica, ironicamente, cada vez maior.

Uma palavra aos casados: o cão de guarda e o animal enjaulado   175

É possível o casal se ajustar, em alguma medida, a esse tipo de dinâmica. Com a esposa observando-o como um gavião, ele pede a comida enquanto olha inabalavelmente para o cardápio (e somente para o cardápio). Ele aprende a viver com a sensibilidade no seu "radar de atratividade" ligado no nível mais alto. Ela aprende a viver com a dor constante causada pelas vezes que ele tenta consertar a situação e pela ansiedade dele diante de mulheres atraentes. Ela pode até passar a ser grata pela maneira seca e rude com que ele interage com mulheres atraentes. O problema é que essas dinâmicas nunca são estáticas. Elas vão se espalhar, pois ele não vai ser seco e rude somente com a garçonete. Em vez disso, haverá conversas assim:

— Por que você é sempre rude com minhas amigas?

— Eu não sou rude com suas amigas.

— É sim. Você não sorri para elas. Você nem fala com elas. Você faz cara de bravo quando elas chegam.

— Não faço isso.

— Faz sim.

— Bom, se eu faço, é porque eu não quero que você pense que eu as acho atraentes. Eu quero que você saiba que eu tenho olhos só para você.

— Você as acha atraentes?

— *O quê?* Não! Digo, não sei. Digo, elas são legais. Algumas delas são até bonitinhas. Por isso que eu fico um pouco mais reservado em relação a elas. Eu não quero que elas ou você tenham impressões erradas.

— Mas eu quero que você seja gentil com elas. Elas são minhas amigas e elas acham que você não gosta delas.

— Eu não gosto delas. Digo, não gosto delas daquele jeito.

— Só tente ser mais gentil, tá bom?

— Tá bom, mas... Eu não sei como, exatamente. É complicado.

— Eu não te entendo.

O cão de guarda e o animal enjaulado criaram uma dinâmica em que toda mulher que não seja ligada ao homem por sangue ou pela aliança é uma ameaça à santidade e ao casamento dele. Portanto, ele trata outras mulheres dessa maneira – desde a garçonete até a melhor amiga da sua esposa.

Uma cultura de igreja na qual essa dinâmica tenha se enraizado é profundamente frustrante para todos os envolvidos. As mulheres sentem que são vistas constantemente como tentadoras, independentemente da sua modéstia ou santidade. Os homens projetam ansiedade e instabilidade em contextos sociais ao tentarem fugir da imoralidade (1Co 6.18) fugindo da presença de mulheres. Eles ficam dizendo para si mesmos constantemente: "Não pense sobre sexo" e, por isso, eles constantemente pensam sobre sexo. O que começa em um desejo correto por pureza e decência sexuais termina em ciclos de desentendimentos, reações exageradas e frustração.

A dinâmica da esposa como cão de guarda não altera as distorções fundamentais de hombridade e de feminilidade. Os homens ainda são considerados como feras que não conseguem controlar seus apetites. As mulheres ainda são sexualizadas como objetos. A diferença é que as feras estão agora focadas em evitar os objetos a todo custo, sempre cientes do olhar temeroso e zangado do cão de guarda. Esse é um estratagema comum do diabo e crescer em sabedoria significa aprender a desfazer a dinâmica reativa em jogo.

Fazendo distinções: tentação e pecado

Desfazer essa dinâmica começa com o reconhecimento de duas coisas: 1) o desejo por santidade e pureza é uma coisa boa; 2) o ciclo de reatividade e de pecados que se alimentam mutualmente entre o casal não é bom. Nosso objetivo é manter a busca por santidade enquanto quebramos o ciclo de reatividade e hipervigilância.

Mas como? Em minha experiência, isso requer muitas conversas honestas e guiadas entre maridos e mulheres. Eu digo "honestas" porque a realidade é que muitos casais simplesmente não conseguem falar sobre essa luta honestamente. A dor é grande demais; o pecado é muito recente. A comunicação sucumbe. É aqui que a parte da conversa guiada entra. Muitos casais vão precisar de ajuda externa para conseguirem ter essas conversas difíceis e desembaraçar os padrões destrutivos em jogo. Essa é uma das razões por que eu escrevi este livro: para homens que estão na luta *e* para homens que querem ajudar. Eu espero que os mentores e suas esposas sejam capazes de incentivar esses tipos de conversas e de acalmar as reações emotivas que tão facilmente saem do controle.

A primeira coisa que vale a pena enfatizar é que a fidelidade ajuda. As conversas são difíceis porque as feridas estão frescas. No entanto, conforme o homem demonstra seriedade e estabilidade em sua busca por santidade, conforme ele aplica os tipos de estratégias que discutimos em capítulos anteriores, ele vai perceber (espero) que as conversas com sua esposa ficam mais fáceis. Elas não serão tão inquietantes e tensas porque ele não está constantemente reabrindo a ferida.

O que mais está envolvido no desembaraçar dessas dinâmicas? Precisamos aprender a fazer distinções chave. A

178 Mais que uma batalha

primeira é entre a tentação e o pecado. Uma das artimanhas chave do diabo é achatar essa distinção. Satanás levou Jesus para o alto da montanha, apontou para todos os reinos da terra em toda sua glória e disse: "Olhe." Jesus não pecou simplesmente porque viu os reinos da terra. Não foi um pecado ele vê-los. Seria um pecado recebê-los como presente do diabo. Em outras palavras, é o ato da vontade concordando com a tentação que constitui o pecado. A tentação por si própria não é condenável. Jesus foi tentado, mas não pecou (Mt 4.1-11).

É claro que existem importantes diferenças entre a experiência de Cristo com a tentação e a nossa experiência. Embora, em sua humanidade, fosse possível ele ser externamente tentado ao pecado, sua mente e corpo não estavam inclinados ou habituados ao pecado como os nossos estão. Em outras palavras, enquanto a tentação geralmente encontra um lar arrumado para ela em nossos corações, a santidade e perfeição de Cristo significam que, embora ele tenha sido tentado verdadeiramente, a tentação não o agarrou da forma como nos agarra. Ele é quem mais perfeitamente resiste contra o pecado. Na verdade, ele resistiu ao ponto de derramar seu próprio sangue. Como C. S. Lewis disse, o homem que sucumbe à tentação conhece a força dela até aquele ponto[22], mas Cristo conhece a força completa da tentação, já que ele é o único que resistiu contra ela completamente. Portanto, o exemplo de Cristo nos dá essa importante distinção. Perceber a garçonete atraente no restaurante não é um pecado, mas o que se faz com essa percepção pode ser. Reconhecimento

---

22 C. S. Lewis, *Mere christianity* (New York: HarperOne, 2015), p. 142.

de beleza não é um pecado, mas o que você faz com esse reconhecimento pode ser.

Esclarecendo nossa linguagem

Mas mesmo quando essa distinção é feita, maridos e suas esposas podem ainda não se entender por causa das diferentes maneiras que sofremos tentações e porque podemos acabar usando linguagens diferentes para descrevê-las. Por exemplo, com pouco tempo de casados, minha mulher e eu ficamos presos no uso da linguagem sobre "atração." O ponto central da discussão era se há diferença entre achar alguém *atraente* e *se sentir atraído por* essa pessoa. Para mim, eram sinônimos: se uma pessoa é atraente, significa que eu, em algum nível, me sinto atraído por ela. Para minha esposa, eram termos diferentes. *Atraente* é um adjetivo; é uma qualidade da pessoa, que informa algo objetivo *sobre ela*. Por outro lado, "se sentir atraído" pela pessoa informa algo *sobre mim* porque sugere um movimento da minha parte em direção a ela. Essa confusão de categorias causou bastante frustração entre nós.

— Você se sente atraído por ela?

— Claro.

— E tudo bem por você? Como você consegue dizer isso?

— Espera. Você se sente atraída por outros homens às vezes, certo?

— Não, nunca!

— Você quer me dizer que nunca acha outros homens atraentes ou bonitos?

— Claro que acho.

— Tá bom, agora eu estou muito confuso.

Em outras palavras, se eu dissesse que eu estava me sentindo atraído por alguém, minha mulher ouvia: "Eu estou me aproximando. Estou cedendo. Estou me permitindo ser atraído para ela. Eu estou concordando com algo pecaminoso." Na minha mente, essa confusão de linguagem está enraizada em uma diferença comum na maneira pela qual homens e mulheres passam por tentações. Em geral (embora nem sempre), homens são extremamente visuais. Isto é, achar alguém atraente (e, portanto, se sentir atraído por ela) é causado simplesmente por ver a pessoa.

As mulheres, por outro lado, geralmente têm um componente muito mais emocional e relacional na atração. Embora elas percebam quando um homem é bonito ou atraente, isso não tem o mesmo impacto inicial. Para que elas "se sintam atraídas" por ele, deve haver algo a mais do que o visual, normalmente um tipo de conexão emocional ou relacional, o qual geralmente leva tempo para se desenvolver, enquanto a orientação visual do homem é muito mais imediata.

Na verdade, isso é outra situação em que a psicologia em camadas que eu delineei no capítulo 3 pode ser útil. Todas as pessoas, seja homem ou mulher, têm uma consciência instintiva ou intuitiva de beleza e atratividade. No entanto, para homens, essa consciência é muito visual e mais dependente dos sentidos do que em mulheres. A apreensão e o apetite dos sentidos (que são as faculdades inferiores) detectam "mulher bela" em um instante. Um homem pode ver com o canto do olho e imediatamente formar uma impressão sobre a atratividade dela. Ele pode nem sempre estar certo. Ele pode olhar mais de perto e perceber que ela não é tão atraente para ele quanto a impressão inicial sugeriu. Meu argumento é simplesmente que a formação da impressão é automática e imediata. O homem vê uma mulher à distância e tem uma reação instintiva ("Ela deve ser atraente.") ou, no mínimo, tem uma curiosidade instintiva ("Será que ela é bonitinha?").

Esse fenômeno produz ansiedade e medo profundos em homens conscientes, que estão tentando andar pelo Espírito. Eles ficam ansiosos porque a conclusão ("ela é atraente") chega sem chance de refutação ou interrupção. A beleza é simplesmente vista, a atração é reconhecida intuitivamente e a curiosidade é imediatamente provocada. O elefante faz um julgamento antes de o condutor ter sequer a chance de fazer algo.

Quando esse reconhecimento de beleza é identificado como luxúria pecaminosa, a única possibilidade de vitória é evitá-lo completamente, o que requer hipervigilância, a qual alimenta e fortalece a dinâmica do cão de guarda e do animal enjaulado. Pior ainda, nessas circunstâncias, a impressão dos sentidos é tão imediata que leva o homem a se sentir como um fracasso constante. Ele foi derrotado antes de começar. Ele perde a esperança da mudança e está em sério risco de ceder porque ele pensa: "A resistência é inútil, então por que me importar em lutar?"

Aprendendo a diminuir a situação

Minha intenção ao falar sobre isso tem dois motivos. O primeiro é simplesmente ressaltar que as diferenças nas nossas experiências como homens e mulheres geralmente levam a diferentes definições de termos, as quais, por sua vez, levam a muita confusão e frustração, especialmente quando o relacionamento está tenso por causa de falhas sexuais.

182   Mais que uma batalha

O segundo é que conseguimos progresso quando aprendemos a diminuir a situação ao fazermos as distinções devidas. Reconhecer a beleza e atratividade do sexo oposto é natural. Não há nada inerentemente errado com isso. Mulheres são lindas e não deixam de ser lindas porque o homem se casou. Um homem piedoso deve ser capaz de reconhecer tal beleza sem levar esse reconhecimento para direções pecaminosas, as quais incluem as óbvias, como despir a mulher na mente ou ter fantasias sexuais com ela.

Mas as direções pecaminosas podem ser mais sutis. O homem pode reconhecer a beleza de uma mulher e começar a imaginar como seria estar casado com ela sem ser, a princípio, sexual de forma alguma. Ele pode seguir sua curiosidade estimulada e ser seduzido a imaginar outra vida, uma em que ele está casado com essa mulher em vez da sua esposa. Satisfazer esse tipo de fantasia é pecado. Pensar em um cenário no qual você está casado com a mulher do vizinho é pecado. Na verdade, está nos Dez Mandamentos. Mas resistir corretamente contra a cobiça e a luxúria requer reconhecê-las corretamente, portanto fazemos distinção entre um reconhecimento normal de beleza e uma disposição, uma vontade, uma cobiça, uma luxúria no coração do indivíduo. Há uma diferença entre dizer: "Ela é atraente" e "Eu agora vou ter fantasias com ela." Essa última requer mais intencionalidade. Ela requer que a mente siga as paixões da carne. Ela requer que o condutor abra mão do controle e permita que o elefante vá aonde quiser. Quando passamos pelo reconhecimento automático e imediato da beleza, as perguntas são: Mergulhamos nessa reação corporal ou a redirecionamos? Deturpamos esse reconhecimento ou só concordamos com ele e seguimos em frente?

Uma palavra aos casados: o cão de guarda e o animal enjaulado   183

O homem precisa aprender a fazer esses tipos de distinções e viver à luz delas. Isso é muito mais difícil se a mente e o coração dele foram moldados pela satisfação da pornografia. Como exploramos nos capítulos anteriores, uso de pornografia em longo prazo cria sulcos no cérebro; ela molda como vemos o mundo. Ficamos habituamos a ver todas as mulheres de maneira particularmente sexualizada. Como resultado, um homem que foi moldado pela pornografia nunca vê mulheres simplesmente como atraentes; ele as vê como objetos de luxúria mesmo sem tentar. Ele se condicionou de forma que o reconhecimento da beleza vai direto para a luxúria. A mente e a imaginação dele simplesmente vão para lá e, assim, fazer essas distinções e viver a partir delas é difícil para ele.

Além disso, se um homem leva essa forma de ver para o casamento, fica difícil também para sua esposa adotar e viver a partir dessas distinções. O dano ao casamento será que ela verá todas as mulheres atraentes como ameaças e o instinto dela será remover e neutralizar todas as ameaças. Mas a segurança da esposa no casamento não vem, em última análise, da remoção total da tentação. Em vez disso, virá quando ela for capaz de descansar na soberania do Senhor e de reconhecer que ela não é capaz de controlar os olhos perambulantes do marido. Somente Deus pode restaurar a ele o tipo de domínio próprio que, sob a influência do Espírito Santo, é capaz de reconhecer, com calma e estabilidade, a beleza em volta dele e seguir em frente.

Finalmente, assim como a dinâmica do cão de guarda e do animal enjaulado pode ter efeitos danosos significantes na comunidade da igreja, também uma cultura saudável da igreja é um meio poderoso para remodelar as imaginações distorcidas dos indivíduos nela. O homem precisa aprender a se relacionar com outras mulheres na igreja como irmãs, mães e filhas em Cristo, com todas as fronteiras apropriadas e implícitas nessas relações. Puxar conversa no piquenique da igreja, conversas comuns em um grupo pequeno, encontros duplos com outro casal – tudo isso pode ser usado por Deus para reorientar a maneira como marido e mulher veem os membros do sexo oposto. Como sempre, santidade pessoal é um projeto comunitário.

Uma palavra aos mentores

O poder da comunidade

Quando se trata de cultivar uma comunidade saudável com membros do sexo oposto, é importante reconhecer a complexidade de tais relações e manter os tipos corretos de fronteiras. Por exemplo, embora a Bíblia encoraje os cristãos a verem um ao outro em termos familiares (como irmão, irmã, pai e mãe), é importante ressaltar que essas relações não são meramente familiares. Uma irmã em Cristo *não é* idêntica a uma irmã biológica. Em um sentido mais óbvio, um homem não pode se casar legalmente com sua irmã biológica, mas ele pode (e deveria) casar-se com uma irmã em Cristo. Em circunstâncias normais, irmão e irmã biológicos têm décadas de experiência de vida juntos, que tornam qualquer tipo de relacionamento romântico impossível de se imaginar. Não é esse o caso para irmãos e irmãs em Cristo. As exortações de Paulo para a igreja para tratarem um ao outro como família significam que devemos cultivar e buscar aproximar o tipo de relações não-românticas e não-eróticas que existem naturalmente entre membros de uma família biológica. Entretanto, o fato de Paulo precisar nos exortar nos relembra de que é necessário um esforço sábio e conjunto, e que manter as fronteiras apropriadas com membros do sexo oposto é essencial. Deveríamos tratar mulheres jovens "como a irmãs, com toda pureza" (1Tm 5.2). Na melhor das hipóteses, coisas como a "regra de Billy Graham" ("Nunca fique sozinho com uma mulher que não seja sua esposa.") foram projetadas para essa finalidade.

186   Mais que uma batalha

Ao mesmo tempo, é importante reconhecer os perigos de tais proteções. Ao longo do tempo, elas podem fundamentalmente distorcer as relações entre homens e mulheres, prevenindo-os de se relacionarem um com o outro como a família de Deus. Como um líder na sua igreja, você deve tentar cultivar uma comunidade saudável, na qual homens e mulheres podem tratar um ao outro com respeito e dignidade como portadores da imagem de Deus e como irmãos e irmãs em Cristo. Grupos pequenos, reuniões sociais, conversar depois do culto – são todas oportunidades para incentivar relacionamentos piedosos e saudáveis na sua igreja. Esses tipos de interações comuns são uma arma importante na luta contra pecados sexuais. Como observado no capítulo 7, C. S. Lewis disse que a associação comum com mulheres era um elemento importante para ele aprender a fugir da imoralidade sexual. Esse relacionamento ajuda os homens a pararem de ver as mulheres como objetos para gratificação sexual e passarem, em vez disso, a vê-las como seres humanos.

12

Uma palavra aos casados: luxúria maçante e intimidade conjugal

No capítulo anterior, enfatizei a importância de distinguir entre pecado e tentação. Ao fazer isso, quebramos os ciclos de reatividade e restauramos a saúde e a integridade do relacionamento conjugal. Neste capítulo, vamos ver uma distinção adicional que precisamos fazer e também vamos observar o lugar da intimidade conjugal na luta por santidade.

Ao quebrar o ciclo de reatividade, não apenas precisamos distinguir pecado e tentação, mas também precisamos distinguir os níveis variáveis de pecados. Esta é outra situação em que a dinâmica do cão de guarda e do animal enjaulado achata a distinção. Sob a influência dessa dinâmica, começamos a formar falsos equivalentes. *Tentar consertar a situação = alimentar a luxúria no coração = cometer adultério.* Nós frequentemente formamos essa equação por causa das palavras de Cristo no Sermão do Monte. "Ouvistes que foi dito: Não adulterarás. Eu, porém, vos digo que todo aquele que olhar com desejo para uma mulher já cometeu adultério com ela no coração" (Mt 5.27-28). "Olhe aí", nós dizemos. Olhar com luxúria = adultério.

Mas não é isso que Jesus diz. Olhar com luxúria = adultério *no coração*. Há uma diferença entre adultério e adultério no coração.

Jesus está tentando nos despertar para a gravidade do pecado a fim que não façamos vista grossa para nossos corações simplesmente por estarmos obedecendo ao nível do comportamento. A justiça farisaica que ele está combatendo ficava satisfeita com a obediência externa. Nas mentes deles, tudo bem olhar com luxúria, desde que não se deitasse com a mulher. Tudo bem ter luxúria no coração, desde que ela não levasse a ações concretas. Jesus está corrigindo a falsa visão de retidão. Deus se preocupa com o coração e o mandamento contra adultério inclui ações, pensamentos e desejos.

Contudo, embora olhar com luxúria esteja incluído no mandamento, igualar olhar com luxúria e deitar-se com outra pessoa que não seja sua esposa é ir além do que está escrito. O segundo é um pecado muito mais grave porque requer esforços muito mais intencionais e prolongados e porque envolve união sexual real com outra pessoa. Isso significa que, embora adultério e luxúria sejam ambos pecados condenados por Jesus, ainda devemos distingui-los em termos da nossa resposta à presença deles.

Considere a conexão similar que Cristo faz entre assassinato e ira. Embora ambos sejam pecados diante de Deus, não jogamos uma pessoa na prisão por assassinato simplesmente porque ela estava irada no coração. Uma pessoa irada está em perigo de ir para o inferno, mas não de ir para a prisão, a menos que essa ira resulte em ações realmente danosas. De maneira similar, o homem que se recusa a cortar fora sua mão na luta contra a luxúria está em perigo de ir para o inferno (Mt 5.29-30), mas ele não cometeu adultério até que seus olhares luxuriosos levem a ações concretas com uma mulher.

A redução da distinção entre desejos do coração e ações com o corpo é intensificado quando combinado com a hipervigilância que mencionei antes. Essa combinação leva a uma equação ainda mais inútil, que mistura a luxúria no coração com o tipo de curiosidade ociosa evidente quando se tenta consertar a situação. Para ser claro, eu *não* estou defendendo as tentativas de conserto. Como eu disse no último capítulo, o homem deve resistir contra esse tipo de curiosidade porque ela leva facilmente a olhar com luxúria. A tentativa de conserto rapidamente se torna uma fantasia luxuriosa ou cobiçosa. Lembre-se: a batalha precisa começar no topo da colina, não no sopé. Mas é importante distinguir entre os níveis variáveis de pecados a fim de podermos responder apropriadamente a eles.

Esse é um dos problemas fundamentais com a dinâmica reativa. Toda ameaça é uma ameaça nuclear. Mas crescer em maturidade e santidade significa ser capaz de distinguir entre um valentão com uma faca e a ameaça de um ataque nuclear. De outra forma, quando esse valentão aparece, o marido e a mulher ambos entram em estado de alerta máximo. "Garçonete atraente! Aperte o botão vermelho!" Esse tipo de reatividade, oriunda de distinções reduzidas, é uma armadilha. É uma artimanha do diabo.

Em vez disso, precisamos cultivar respostas proporcionais a níveis variáveis de pecado. O homem deve aprender a fazer isso enquanto reconhece que suas falhas anteriores podem fazer com que pecados menores pareçam muito maiores para sua esposa. Consertar uma situação parece muito mais sério para ela se ele viu pornografia nos últimos meses. Um marido sábio, que está tentando buscar santidade e cuidar da sua esposa, vai entender e ter empatia com os sentimentos dela enquanto resiste contra a tentação de reduzir todas as distinções. Essa redução pode dar alívio em curto prazo, mas será mais destrutiva em longo prazo.

Acalme-se

Quebrar o ciclo de reatividade requer duas ações aparentemente opostas da parte do marido. Por um lado, quando diante da tentação, ele precisa se acalmar. Por outro lado, ele não pode ser preguiçoso nem colocar sua busca por santidade no piloto automático. Ambos são cruciais: ficar calmo *e* não se deixar levar. Quanto a ficar calmo, eu fui ajudado pelo conselho de Doug Wilson a respeito do que ele chama de "luxúria maçante." Vou adaptar um cenário de Wilson para fazer minha argumentação. Imagine que você está sentado na frente do computador e você clica em um *link* para um artigo sobre uma notícia que te interessa. Quando o *site* de notícias abre, as propagandas nas laterais estão repletas de fotos picantes de celebridades e propagandas provocantes. Agora, imagine três respostas diferentes para esse fenômeno, com sua esposa invisivelmente te observando em todas elas.

1. Você fica hipnotizado, olhando mais e mais imagens provocativas por meia hora.
2. Você fecha o computador, arremessa-o na parede e amaldiçoa a emissora das notícias em questão.
3. Você vê as imagens, reage com um "eh", e lê o artigo até o final.

Quando perguntamos qual resposta sua esposa iria preferir, a número 2 salta aos olhos. Para ela, a intensidade da sua resposta revela a fome apropriada e honesta por santidade e pureza. A resposta 1 é pecado, sem desculpa. A resposta 3 desperta alguma ansiedade porque: "Por que você não *fugiu*? Por que você ficou naquele *site*? Onde estava seu zelo pela sua santidade e seu casamento?"

Eu entendo essa forma de pensar e, se a opção fosse entre as respostas 1 e 2 somente, eu escolheria a segunda sempre. Mas, na minha mente, o objetivo em longo prazo é muito mais como a resposta 3 do que as outras porque a alta reatividade da resposta 2 revela um tipo de sensibilidade e susceptibilidade à tentação que é perigoso porque se esconde atrás da máscara de intensidade reativa. Mas nós queremos algo melhor que intensidade reativa. Queremos estabilidade moderada. Queremos domínio próprio. Queremos hostilidade deliberada e intencional, que seja capaz de *minimizar* sabiamente a seriedade da tentação, não para satisfazermos nossos apetites pecaminosos, mas para que possamos, pelo Espírito, nos *afastar calmamente*.

Dessa forma, meu conselho para casais que estão passando por esse tipo de coisa é, em primeiro lugar, se acalmar. Eu quero ajudá-los a *responder* à tentação e ao pecado, em vez de *reagir* a eles. Reações são impulsivas; as paixões são desencadeadas e saem do controle em um instante. Respostas são comedidas; agimos intencionalmente com sabedoria porque estamos sob controle. Como Wilson disse, é a diferença entre reagir "como um menino de doze anos excitado e em conflito" e responder à luxúria maçante como um adulto maduro. Muitos casais têm que aprender que seus padrões reativos de falha, medo e hipervigilância estão, na verdade, exacerbando o problema em vez de ajudar a resolvê-lo. Quando diminuímos a situação e a analisamos sobriamente, podemos ter o tipo de conversa sábia, honesta e guiada que vai levar à restauração e à santidade em longo prazo.

Não se deixe levar

Se um lado da moeda é "fique calmo", o outro é "não se deixe levar." Diminuir a ameaça imediata de uma luxúria maçante não é uma permissão para pecar. Nós não vamos à deriva até a santidade; nós a buscamos e a busca pela santidade é um projeto comunitário. Pecados escondidos matam cristãos porque estão escondidos. Queremos colocar nossos pecados e lutas na mesa para que possamos atirar neles. Isso significa adotar prestações de contas saudáveis com a esposa e com outros homens piedosos. Há um equilíbrio ao incluir a esposa nessa luta. Por um lado, ela pode ser um recurso valioso; ela preza pela santidade do marido mais do que ninguém e a atenção dela em tempos de tentação pode levar a intimidade frutífera. Por outro lado, o envolvimento dela pode, às vezes, elevar a temperatura no ambiente de forma a atrapalhar, especialmente se ela não sofrer tentações da mesma forma que o marido. Uma maneira de resolver essa tensão é permitir que ela sugira homens piedosos para agirem como líderes de prestação de contas e com sabedoria na luta. Se ela souber que seu marido está confessando pecados e buscando conselhos de homens em quem ela confia, ela não vai precisar ser um cão de guarda. Em vez disso, ela estará livre para ser a esposa dele.

O objetivo é encontrar homens que sejam tão duros conosco quanto Deus, mas também que entendam a complexidade das tentações e dos pecados sexuais. Foi pra isso que eu escrevi este livro. Eu quero que sua igreja esteja repleta de homens preparados para ajudar sabiamente um ao outro na luta, que aplicam o tipo certo de pressão e que aliviam o tipo errado de pressão; que vão expulsar as desculpas e as atribuições de culpa a outros enquanto identificam as motivações internas mais profundas e as artimanhas externas do diabo. O homem que tem amigos e camaradas assim e uma esposa com quem ele possa discutir essa tentação calma e honestamente está bem preparado para a longa jornada.

O lugar da intimidade conjugal

Uma última área que vale a pena discutir é o leito conjugal e sua relação com a luta contra a luxúria e pecados sexuais. Este é um assunto particularmente tenso e emocional, com perigos para todos os lados. Então, vamos começar com o básico. Se um homem tem um histórico de uso de pornografia, é vital que ele compreenda o dano que ele causou ao seu casamento e, em particular, ao desejo da sua mulher por intimidade com ele. Parte de viver com ela de maneira compreensiva é reconhecer a devastação causada pelo pecado dele e a possibilidade de ela precisar de espaço para se curar das feridas causadas pela luxúria e pornografia. Se você se encontra nessa posição, é importante dar livremente para sua esposa o espaço que ela precisa para se recuperar da notícia sobre sua falha em honrar o leito conjugal. Pressioná-la imediatamente para ter intimidade provavelmente vai aumentar a distância entre vocês. É muito melhor você demonstrar fidelidade ao longo do tempo para ganhar de volta a confiança e o respeito

194 Mais que uma batalha

dela, a fim de que a intimidade sexual retorne ao seu lugar digno em um casamento saudável, em vez de ser um curativo adesivo sobre a ferida profunda de alguém machucado. Essa é outra situação em que um mentor sábio (e a esposa dele) pode ser de grande ajuda.

Ao mesmo tempo, Paulo é claro ao dizer que o casamento é uma das defesas principais contra imoralidades sexuais de todos os tipos (1Co 7.2). O marido deve dar à sua mulher os direitos conjugais dela, e a mulher deve dar ao seu marido os direitos conjugais dele. Como uma carne, o corpo de um pertence ao outro. Assim, eles não devem privar o outro de intimidade sexual exceto se por um acordo por tempo limitado a fim de se dedicarem à oração (dar espaço a ela para se curar depois da sua falha pode ser um exemplo desse tipo de acordo). Mas, depois de um tempo limitado de abstinência, marido e mulher devem se unir novamente para que Satanás não os tente além do domínio próprio deles (versículo 5). A razão para isso é óbvia: o casamento é o contexto correto para a intimidade sexual. Como Paulo diz, "Porque é melhor casar-se do que arder de paixão" (versículo 9). A paixão sexual deve nos levar ao casamento, onde essa chama pode arder forte e clara no lugar correto. O casamento é a lareira que abriga o fogo da intimidade sexual.

Um padrão comum

Com isso em mente, quero terminar este capítulo sobre casamento descrevendo um padrão conjugal comum que frequentemente alimenta tentações de vários tipos. Geralmente, nos primeiros dias de casamento, o casal não consegue tirar as mãos um do outro. Durante o namoro e o noivado, conter-se fielmente foi um dos desafios principais, mas, com o passar do tempo, as coisas começaram a mudar. As crianças entram em cena, trazendo todas as alegrias e exaustões que vêm com elas. A gravidez e o parto alteram o corpo da mulher de várias formas. Até mesmo o simples fato de envelhecer afeta nosso interesse e desejo pelo sexo. O problema é que esses fatores costumam afetar maridos e mulheres de maneiras diferentes. O resultado é que eles começam a não mais atender um ao outro em relação aos seus desejos e expectativas acerca da intimidade sexual. O marido pode observar confuso o desejo sexual da sua esposa parecer diminuir. Ele pode ficar frustrado com a baixa frequência da intimidade. A esposa pode aprender que a menor dica de disponibilidade sexual de parte dela desperta o interesse do marido e, por causa de todas as obrigações exigentes da vida familiar, ela pode se fechar sexualmente para não despertar o desejo dele. Por outro lado, o marido que demonstrava capacidades românticas marcantes durante o namoro, o noivado e os primeiros anos do casamento pode começar a negligenciar o combustível do amor — conversa, busca emocional, romance — e acabar buscando sua esposa somente quando ele "quer sexo." Como resultado, a esposa dele naturalmente começa a se sentir usada, fechando-se ainda mais aos avanços dele.

Quaisquer que sejam os fatores contribuindo, o resultado final é que a frequência e a natureza do ato sexual se tornam uma questão de negociações sutis e geralmente implícitas, com marido e mulher ambos recusando o que o outro quer a fim de extrair o que eles mesmos querem. Esse tipo de dinâmica é uma estufa para ressentimentos latentes, frustração e justiça própria. Nenhuma esposa quer ter que implorar para conversar e ter romance. Nenhum marido quer ter que implorar para fazer amor. Até mesmo ter que pedir por tais coisas diretamente parece errado para nós, como se fôssemos mesquinhos e carentes. Parte da glória do sexo está nas sutilezas da dança romântica, nas preliminares em todas as suas facetas, nas maneiras implícitas em expomos nossos desejos e interesses – a sobrancelha levemente levantada, a olhadela direcionada, o sorrisinho astuto, o toque planejado para medir o interesse, tudo isso misturado com uma dose de humor que mascara a importância do que está em jogo. Salomão diz que caminho do homem com uma virgem é um mistério maravilhoso (Pv 30.18-19). Amante e amado. Quem busca e quem é buscado. Quando entramos nesses papéis, habitamos nossa masculinidade e feminilidade de maneira especial e misteriosa. É uma das razões por que as pessoas cometem adultério; por um breve momento, eles sentem a emoção de serem um homem e uma mulher, amante e amado, de novo. Isso não é desculpa para o adultério (ou para a pornografia, que geralmente simula essa dinâmica a nível de imaginação e fantasia); é uma explicação sobre parte da atração causada para que possamos nos vacinar contra ela.

Para alcançar esse objetivo, é importante enfatizar que a intimidade conjugal e o ato sexual nunca são meramente sobre união corporal e alívio físico. Rios subterrâneos profundos, emocionais, relacionais e espirituais estão em jogo e parte de crescer em sabedoria e maturidade é aprender a cultivar a completude do mistério da união em uma só carne. Em nível prático, isso significa que os maridos devem buscar suas esposas de maneira intencional e holística; eles devem *conhecer* suas esposas em todos os sentidos da palavra. Conversas, romance, prazer nela como mulher, sem mencionar a provisão, proteção e força que marcam um cabeça piedoso – tudo isso é crucial para cultivar um casamento saudável, com a intimidade conjugal como a consumação dessa união integral entre duas pessoas.

Por outro lado, a esposa deve reconhecer que o desejo e o interesse sexuais dela pelo marido têm um impacto profundo nos sentimentos de masculinidade dele. Ao comunicar a disponibilidade para ele e o desejo por ele, ela o está amando e honrando como cabeça dela. Além disso, ela o está encorajando a se levantar e ser um homem, a buscá-la, a prover para ela e para os filhos que ela lhe dá a fim de que o fogo do amor no coração do lar deles queime forte e claro.

Viver isso não é fácil, especialmente se você desonrou o leito conjugal com sua luxúria e pecado, ou se você se sente preso na fase da negociação da intimidade conjugal. Quanto espaço você precisa dar para sua esposa depois de uma falha é uma questão de sabedoria, assim como se libertar quando amargura, arrogância e ressentimento se assentaram no casamento por causa de expectativas não verbalizadas que abrigamos escondidas em nossos corações. Novamente, essa é uma situação em que conversas honestas e abertas, guiadas por pastores e mentores sábios (e suas esposas) podem ser um enorme benefício. Minha esperança e oração é que estes capítulos possam fornecer uma boa base para tais conversas.

Uma palavra aos mentores

O poder das conversas guiadas

Enquanto você tenta pastorear os homens que procuram sua ajuda, é possível que, em algum momento, você também precise pastorear as esposas que foram profundamente feridas pelos pecados sexuais dos seus maridos. Um dos efeitos do uso de pornografia pelo marido é fazer com que seja fácil para a esposa dele desconfiar de todos os homens (incluindo os pastores e mentores). É aqui onde a sua esposa (se você for casado) pode ser de imensa ajuda. Ela provavelmente será capaz de identificar e compreender a dor e a raiva de uma esposa dolorida e trazê-la para a discussão. Ela pode também ser capaz de explicar algumas das distinções mostradas neste livro de forma que faça sentido para outra mulher. Pode ser útil que vocês se reúnam como casais para discutirem sobre essa luta. Isso vai fornecer um lugar para a esposa fazer perguntas e se certificar de que os homens na vida do marido dela realmente estão comprometidos com a santidade dele.

Uma possibilidade é pedir que as esposas dos homens do seu grupo leiam este livro e anotem as perguntas que surgirem. Provavelmente haverá partes em que os conceitos não são claros ou que as estratégias não fazem sentido. Encoraje os homens a tentarem conversar com suas esposas sobre esses assuntos. Relembre-os de que é normal ficarem presos. A essa altura, um encontro duplo em que você e sua esposa trabalham essas questões com eles pode ajudar a levá-los ao mesmo pensamento sobre as melhores maneiras de buscar santidade.

13

Exortação final

Neste capítulo final, eu pensei que seria útil revisar o modelo geral e dar algumas exortações finais. Andar pelo Espírito é o estandarte que flamula sobre todos os nossos esforços de santidade. Andar pelo Espírito é o estilo de vida e a conduta que fluem da crença nas boas-novas de Jesus Cristo. Andamos pelo Espírito quando confiamos nele para matar o pecado sabiamente e para buscar a santidade. Cristo Jesus veio ao mundo para salvar pecadores não somente da punição pelo pecado, mas também do poder do pecado. Andar pelo Espírito envolve a pessoa toda, corpo e mente. Nós buscamos renovar a mente e reorientar o corpo conforme apresentamos a nós mesmos e os nossos membros a Deus como alguém que foi unificado ao Cristo crucificado e ressurreto.

Um fator crucial ao aprender a andar pelo Espírito é a presença evangélica de um mentor sábio. A presença evangélica inclui a estabilidade compassiva que se aproxima das lutas de pecadores frágeis e a hostilidade focada que não dá descanso para os pecados deles. Seguro para pecadores, não para o pecado. Com suas palavras e presença, o mentor convoca os homens a tomarem responsabilidade por si mesmos, a crescerem em maturidade, a recusarem se afundar em culpa e vergonha, a manterem a esperança quando as coisas ficarem difíceis e a se acalmarem quando o medo e a ansiedade atormentarem. O mentor é o modelo ao qual os homens devem chegar e sua presença evangélica é uma arma potente na mão do Todo-Poderoso.

A respeito da luta em si, o primeiro passo é estabelecer fronteiras artificiais, particularmente em relação à tecnologia, as quais medem a seriedade do homem e criam espaço para o trabalho no coração começar. Idealmente, essas barreiras são muletas temporárias até que Deus restaure as pernas do homem e ele possa realmente andar pelo Espírito. Quando o tom for dado com esse passo inicial, nos preparamos para a longa jornada, fazendo orações violentas, mas com esperança de que Deus fará uma grande obra nas nossas vidas. Conforme tentamos desfazer a bagunça que o pecado fez, reconhecemos que há camadas nessa luta. Há uma dimensão corporal, envolvendo endorfina, dopamina, caminhos neurais e drogas hormonais de polissubstâncias. O uso da pornografia cria fissuras cerebrais que transformam o corpo em arma contra a santidade, deixando a pornografia fácil e a obediência difícil. Mas a plasticidade do corpo significa que esses hábitos pecaminosos podem ser desfeitos conforme somos renovados em nossas mentes e reeducados no nosso entendimento sobre homens, mulheres e sexo. Nosso objetivo é fortalecer o condutor para que possamos conduzir o poderoso elefante com fidelidade.

Uma parte principal do papel do mentor é explorar os padrões do pecado de um homem. A luxúria nunca está isolada; ela está interligada com outros pecados, lutas e tristezas, de forma que sempre estamos envolvidos em uma guerra mais ampla. Não apenas mais pecados estão envolvidos, mas também pecados mais profundos e fragilidades, incluindo os que vêm desde os anos formativos da infância, porque o pecado é um parasita, estamos frequentemente tentando identificar o bem verdadeiro que está sendo corrompido e redirecionar nossos desejos para esse bem, da maneira que Deus planejou. Conforme exploramos esses padrões, também estamos conscientes das dinâmicas relacionais que contribuem para a tentação. O relacionamento do homem com seus pais, seus irmãos, sua esposa, seus amigos, seu trabalho, sua igreja – todos eles têm um papel na busca do homem pela santidade. Com frequência, a vitória sobre pecados sexuais vem em parte do arrependimento, da cura e da restauração em outras partes da vida. A luxúria estava roubando as manchetes, mas outra coisa estava financiando o jornal.

Reconhecemos progresso na luta quando começamos a resistir contra o pecado em estágios mais iniciais da tentação. O pecado é sutil e onde escolhemos batalhar é onde a batalha será travada. Normalmente, isso significa batalhar no nível da imaginação, se arrependendo de fantasias ociosas, cultivando um prazer saudável nas coisas da terra e redirecionando nossa imaginação para coisas que são boas, verdadeiras e belas. Em particular, começamos a fazer o "bom fingimento", no qual nos consideramos mortos para o pecado e vivos para Deus em Cristo, imaginando o que faríamos se estivéssemos cheios de Jesus e realmente fazendo isso.

Existem desafios diferentes para homens em diferentes estágios da vida. Homens jovens devem aprender a cultivar o autocontrole e o domínio próprio. Homens noivos estão buscando demonstrar que são confiáveis ao se recusarem a pecar contra suas futuras esposas com suas noivas atuais. Homens casados devem aprender a navegar nas águas difíceis dessa luta com suas esposas, que geralmente estão machucadas e feridas por falhas anteriores. Eles devem aprender a quebrar o ciclo de reatividade fazendo as distinções devidas, ficando calmos e não se deixando levar. Um casamento saudável é uma arma poderosa na busca por santidade.

Finalmente, deixe-me terminar com uma exortação. Andar pelo Espírito não é fácil, mas vale a pena. Não se canse de fazer o bem. Reconheça que é uma luta para a vida toda e não se desespere ao enfrentar dificuldades. Aprender a lutar contra o *seu* pecado é uma ciência experimental. Estamos trazendo o peso da Palavra de Deus, do Espírito Santo e da sua própria sabedoria santificada para tentarmos aprender nossos padrões, quebrá-los e reconstruí-los de maneira santa. Não seja passivo em relação a essas lutas. Seja ativo e intencional. Arranque o olho. Corte a mão fora. Leve todo pensamento cativo e faça-o obediente a Jesus. Não permita que pequenos pecados apodreçam. Não permita que o diabo consiga um ponto de apoio. Quando você tropeçar, confesse para Deus para receber perdão, confesse para outros homens para receber cura e aconselhamento e, por fim, se necessário, confesse para sua esposa para restaurar a aliança. Não fique preso. Em vez disso, abra caminho através da falha. Essas falhas são oportunidades para crescer, para aprender seus padrões, para explorar suas motivações mais profundas a fim de que Deus restaure o autocontrole.

Lembre-se: estamos buscando santidade. Isso quer dizer que estamos buscando *alegria*. Em Deus, santidade e alegria são a mesma coisa. O Espírito Santo é o Espírito feliz, o Espírito abençoado, o Espírito alegre. Ande por ele e você não vai satisfazer os desejos da carne.

Apêndice: fontes extras

Essa é a lista de artigos e livros que me ajudaram a desenvolver minha abordagem eclética para ajudar os homens a batalharem contra os pecados sexuais. Eu incluí o autor, o título e uma breve descrição. Eu também fiz a ligação de cada fonte ao(s) capítulo(s) relacionado(s) neste livro.

Artigos

ANDERSON, Matthew Lee. *How pornography makes us less human and less humane.* Disponível em: https://www. thegospelcoalition.org/article/pornography-human-humane/.

Um olhar substancial sobre os efeitos desumanizadores da pornografia. Os tópicos incluem o perigo da curiosidade voraz, a objetificação de pessoas e a morte do encanto causada pela pornografia.

CARTER, Joe. *9 things you should know about pornography and the brain.* Disponível em: https://www.thegospelcoalition. org/article/9-things-you-should-know-about-pornography-and-the-brain.

Um artigo breve que explica os efeitos da pornografia no cérebro. Contém vários links para artigos mais extensos e vídeos com mais detalhes (capítulo 4).

CHALLIES, Tim. *I looked for love in your eyes.* Disponível em: https://www.challies.com/quotes/i-looked-for-love-in-your-eyes/.

Um poema profundamente comovente de uma mulher anônima, enlutada pelo efeito que o uso da pornografia pelo marido teve sobre o casamento e os filhos deles.

DEROUCHIE, Jason. *If your right hand causes you to sin: ten reflections on masturbation.* Disponível em: https://www.desiringgod.org/articles/if-your-right-hand-causes-you-to-sin.

Um artigo saturado da Bíblia tratando sobre o desafio da masturbação.

EMANUEL-GOBRY, Pascal. *A science-based case for ending the porn epidemic.* Disponível em: https://amgreatness.com/2019/12/15/a-science-based-case-for-ending-the-porn-epidemic.

Um mergulho profundo nas mais recentes pesquisas sobre a epidemia de pornografia e as suas consequências sociais (capítulo 4).

NASELLI, Andrew David. *Seven reasons you should not indulge in pornography.* Disponível em: https://andynaselli.com/wp-content/uploads/2016_pornography.pdf.

Um artigo que expõe a conexão abrangente entre pornografia e tráfico sexual e escravidão sexual (capítulo 4).

Apêndice: fontes extras   205

ROBERTS, Alastair. *Man and woman in creation (Genesis 1 and 2).* Disponível em: https://www.9marks.org/article/man-and-woman-in-creation-genesis-1-and-2/.

Um artigo que explora o que significa ser imagem de Deus como homens e mulheres (capítulo 3).

STRUTHERS, William M. *The effects of porn on the male brain.* Disponível em: https://www.equip.org/article/the-effects-of-porn-on-the-male-brain-3/.

Uma sinopse (do tamanho de um artigo) do livro de Struther que foca nas cinco substâncias químicas principais envolvidas na pornografia (capítulo 4).

WILSON, Douglas. *Nuisance lust.* Disponível em: https://dougwils.com/books/dealing-with-nuisance-lust.html.

Um artigo bem útil para homens que foram libertos da pornografia e que estão buscando andar fielmente em um mundo sexualizado e precisam de ajuda para se comunicarem com suas esposas (capítulo 12).

Livros

POWLISON. David. *Fazendo novas todas as coisas: restaurando a esperança para traumas sexuais.* 1ª ed. (São José dos Campos: Fiel, 2019).

206   Mais que uma batalha

Um livro curto, mas sábio, sobre a renovação da nossa sexualidade. Powlison foca na luta contra pecados sexuais e na cura de traumas sexuais. O trabalho dele influenciou meu ministério significativamente (capítulos 5-9).

STRINGER. Jay. *Unwanted: how sexual brokenness reveals our way to healing,* 1ª ed. (Colorado Springs: NavPress, 2018).

Um livro fantástico, que explora as maneiras como nossas experiências formativas na infância e lutas atuais na vida influenciam os padrões de comportamento sexual não desejado (capítulo 8).

STRUTHERS. William. *Wired for intimacy: how pornography hijacks the male brain,* 1ª ed. (Downers Grove: IVP Books, 2009).

Um tratamento do tamanho de um livro de um neurocientista cristão que aborda as dimensões mental e corporal da pornografia (capítulo 4).

WILSON. Douglas. *Fidelidade: como ser marido de uma só mulher.* 1ª ed. (Recife: CLIRE, 2017).

Um livro claro e direto sobre as ameaças à fidelidade e ao leito conjugal no nosso cotidiano, escrito para homens e seus filhos (capítulos 4, 11 e 12).

𝒫 Pilgrim

Sua biblioteca gigante pelo preço de um livro!*

Na Pilgrim você encontra mais de 6.000 **audiobooks, e-books, cursos, palestras, resumos e artigos** que vão equipar você na sua jornada cristã.

Começe aqui!

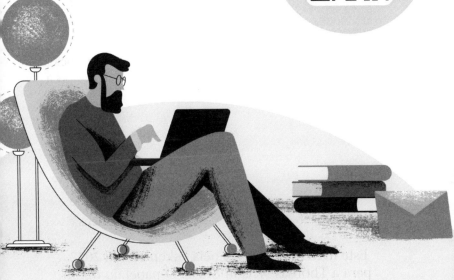

*Considerando um livro baratinho ;)

Este livro foi impresso pela Eskenazi, em 2022,
para a Thomas Nelson Brasil. O papel do miolo
é pólen soft 80g/m², e o da capa é cartão 250g/m².